AF252851

AVIS.

DEPUIS l'année 1744, on vend, sous le nom d'Ailhaud, de fausses Poudres qui ne sçauroient produire les effets qu'opere la véritable. Afin de n'être pas trompé par les contrefacteurs de ce Remede, on doit ne le recevoir que de personnes dont la probité soit reconnue, & par paquets de dix prises, cachetés aux deux bouts, dans chacun desquels se trouve une instruction du 20 Novembre 1744, sur la façon aisée d'en user.

Le sieur ASTOUD à *Avignon*, est chargé depuis nombre d'années, par M. d'Ailhaud ; Baron de Castelet, de la correspondance générale du Remede universel ; pour la facilité de ses distributeurs, il en a établi des entrepôts :

Chez M. DE MESTRE DU RIVAL, rue & place du Chevalier du guet, à *Paris*, pour les villes au-dessus de cette Capitale.

Chez M. JEAN LICHTENBERGER, Négociant, sur le marché aux poissons, à *Strasbourg*, pour l'Allemagne & les pays du Nord.

Chez M. MALLET DÉTERNANTE, Négociant, rue de la Cuisserie, à *Marseille*, pour l'Italie & la Méditerranée.

On peut s'adresser en toute confiance audit sieur Astoud, à *Avignon*, & à sesdits entrepôts, pour former des Bureaux dans les pays où il n'y en a pas encore d'établis.

On trouve dans lesdits entrepôts & dans tous les Bureaux qu'ils fournissent, dix volumes *in-12*, chacun d'environ 300 pages, de Lettres de guérisons opérées par la Poudre d'Ailhaud, & divers autres ouvrages qui en constatent l'efficacité & l'universalité.

Le prix de ce Remede est fixé pour tous les pays du monde, à douze livres dix sous tournois le paquet de dix prises, à raison de vingt-cinq sous la prise.

Ledit sieur Astoud, & lesdits sieurs de Mestre du Rival, Jean Lichtenberger, & Mallet Deternante, ses Correspondans généraux, sont expressément chargés par M. le Baron de Castelet, de donner *gratis* son Remede à ceux qui ne peuvent pas le payer.

La poudre d'Ailhaud est exempte de tous droits d'entrée, de sortie, & de circulation dans tout le royaume, en vertu d'un Arrêt du Conseil d'Etat du Roi, du 25 Avril 1769, revêtu de Lettres-Patentes, enregistrées aux trois Cours de Parlement, des Comptes & des Aides de Paris.

L'AMI
DES MALADES,

OU

DISCOURS

Hiſtorique & apologétique ſur la Poudre purgative de M. AILHAUD, depuis ſon origine juſqu'à préſent.

Salus Populi ſuprema lex eſto.

QUATRIEME ÉDITION.

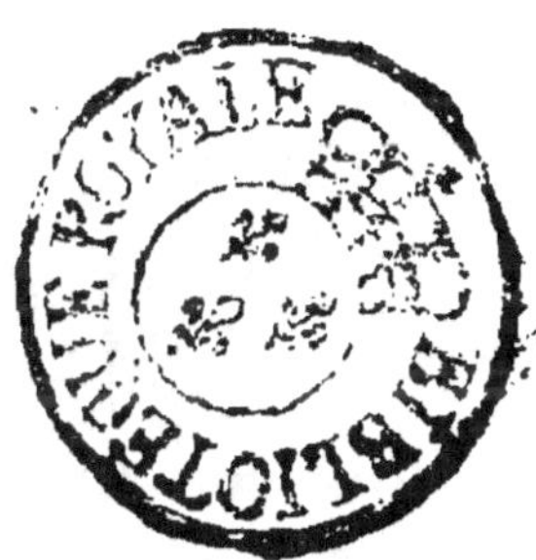

A PARIS,

Chez MÉQUIGNON le Jeune, Libraire, rue Saint-Éloi, quartier du Palais.

M. DCC. LXXIV.

Avec Approbation, & Privilége du Roi.

PRÉFACE.

IL eſt peu de remèdes qui aient fait dans le monde autant de bruit qu'en fait aujourd'hui la Poudre d'Ailhaud. Tranquille & paiſible dans ſa naiſſance, ſans autre recommandation que celle d'une expérience heureuſe & conſtante, elle s'eſt répandue loin de ſa ſource ; elle a mérité des partiſans & des approbateurs, dans tous les lieux où elle a été connue. Peu-à-peu elle a pénétré dans les quatre parties du monde ; &, toujours ſoutenue par ſa propre vertu, elle eſt parvenue au plus haut point d'eſtime & de célébrité.

La Médecine équitable & éclairée a vu long-temps ſes progrès avec ſatisfaction ; &, tant qu'a vécu l'illuſtre Auteur de ce remède, perſonne n'oſa troubler le concert de la reconnoiſſance publique, ni ternir l'éclat d'une réputation juſtement acquiſe. Ce calme a duré près d'un demi-ſiécle.

Mais à peine M. Ailhaud eut-il terminé

fa carriere, qu'il s'éleva contre fa Poudre un violent orage qui dure encore. De redoutables ennemis, fe fuccédant les uns aux autres, ont déclaré une guerre implacable à ce fpécifique, & femblent vouloir le renfermer dans le tombeau de fon Auteur, & le mêler avec fes cendres. Le myftère de fa compofition eft fur-tout, pour fes antagoniftes, un grand objet de critique. Après d'inutiles efforts pour le décompofer, réduits à ne former que des conjectures, ils fe réuniffent dans les plus finiftres. On en eft venu jufqu'à dire, fans détour, que c'eft un poifon, un cauftique, un remède corrofif, &c; &, qui plus éft, on a voulu le prouver. Des cadavres ouverts ont dépofé, par leurs entrailles calcinées, par des épanchemens de fang, &c. que la Poudre d'Ailhaud avoit les mortels effets du poifon : de-là les diverfes Obfervations qu'on a inférées dans le Mercure, dans les Journaux de Médecine, dans prefque toutes les Feuilles périodiques, pour prévenir le Public contre la féduction de ce dangereux remède.

Ces allégations font d'autant plus graves, qu'elles ont été publiées fous le nom de plufieurs Médecins refpectables, qui jouif-fent, dans leur profeffion, d'une réputa-tion très-étendue. Ils attaquent la Poudre d'Ailhaud, & la profcrivent avec un zèle qui ne peut être autorifé que par une intime conviction de fes méchantes pro-priétés : d'un autre côté, M. le Baron de Caftelet, fils de l'Auteur, héritier du fecret & des fentimens de fon pere, foutient avec une chaleur égale la bonté de fon remède ; il le juftifie des imputa-tions dont on le charge ; il difcute les raifonnemens & les expériences qu'on lui oppofe, mais il ne peut réuffir à faire inférer fes Réponfes dans les Ouvrages où fes cenfeurs ont placé leurs Obferva-tions ; & la partialité des Journaliftes l'oblige à répandre lui-même l'apologie de fon remède, & la fienne.

Cependant la Poudre, en dépit de ceux qui la condamnent, opere, malgré fa profcription, une foule innombrable de guérifons furprenantes : la reconnoiffance les publie ; & les Journaliftes, accablés

par la multitude des témoignages favorables qu'on leur adreſſe, apprennent à
regret que le jugement du Public ſur ce
remède, eſt abſolument oppoſé à celui
qu'ils avoient porté.

Ces altercations, dans leſquelles les
combattans ont mis beaucoup d'intérêt,
par la vivacité de leurs Écrits, ont paru
mériter & fixer l'attention publique. La
lecture de ces Écrits devoit naturellement
produire une révolution dans le fort de la
Poudre d'Ailhaud. Son diſcrédit étoit inévitable, ſi les ſuffrages du Public s'étoient
réunis en faveur de ſes adverſaires ; mais
ſa réputation & ſa vogue ne pouvoient
que s'accroître conſidérablement, ſi la
multitude de ſes juges lui donnoit gain
de cauſe.

La ſuite de ces démêlés donne aſſez à
connoître ſi la Poudre d'Ailhaud a gagné
ou perdu à être critiquée. Le débit en eſt
devenu immenſe ; & nous ſçavons, de
ſcience certaine, que, depuis ces débats,
il a reçu les plus grands accroiſſemens.

Cette prodigieuſe conſommation donne
un nouvel intérêt à la connoiſſance des

vraies propriétés de ce remède. S'il est aussi efficace que le disent ses apologistes, pourquoi seroit-on assez dupe pour ne pas s'en servir dans le besoin ? S'il est aussi mauvais que le prétendent ses antagonistes, pourquoi seroit-on indifférent sur l'aveuglement de tant de personnes qui s'en servent, & pourquoi ne s'efforceroit-on pas de leur dessiller les yeux ?

Les qualités intrinséques de la Poudre d'Ailhaud, font donc aujourd'hui une matiere d'examen de la plus grande conséquence pour quiconque aime l'humamanité. Ce remède se vend par-tout, à Bureau ouvert, & l'on sent combien il importe de sçavoir au juste si c'est vraiment un Bureau de poison, ou si c'est un Bureau de *Remède universel.*

La solution de ce problême n'est point embarrassante. Tous les éclaircissemens qu'on peut désirer sur cette matiere, se trouvent dans les Ecrits respectifs qu'on a publiés : il n'est question que de les rassembler, ou d'en réunir tout l'essentiel dans un Ouvrage qui puisse être lu de tout le monde. Du choc de ces productions ennemies, le Lecteur verra fortir des étincelles lumineufes, qui lui découvriront au jufte les propriétés réelles ou prétendues de la Poudre d'Ailhaud; & chacun pourra porter fur la querelle littéraire que ce remède a excitée un jugement fixe & moralement certain.

C'eft pour mettre tout le monde à portée de prononcer dans une difcuffion qui intéreffe tout le monde, que j'ai entrepris ce Difcours hiftorique. L'on y trouvera la fidelle analyfe de tout ce que j'ai pu découvrir d'Ecrits pour & contre le *Remède univerfel.* Si je joins à la qualité d'Hiftorien, celle d'Apologifte de ce remède, c'eft qu'en écrivant fur un objet de cette importance, & mettant en œuvre des matériaux fi décififs en faveur de la Poudre, il ne me paroît pas poffible d'être neutre.

Voilà les motifs de l'Ouvrage que je commence. C'eft à tous les Malades, & par conféquent à tout le Genre humain que je le dédie; car quel eft l'homme qui puiffe fe flatter d'une fanté fans alternative? Je prie mes Lecteurs de regarder

cet Ecrit comme la production d'un cœur
senfible & compâtiffant fur les maux de
mes femblables ; comme le fruit du zèle
qui m'anime pour contribuer à leur foulagement ; comme l'extrait des connoif-
fances utiles que mes lectures, les expériences d'autrui & les miennes ont pu me
donner fur les moyens les plus prompts
& les plus fûrs de rétablir les ruines de la
fanté.

Je n'afpire point à la gloire d'être Auteur ; encore moins aux éloges qui fui-
vent ordinairement les Ouvrages d'efprit.
Cet Ecrit n'eft que l'ouvrage du fentiment & l'effort d'un cœur qui cherche à
communiquer aux autres ce qu'il croit
bon & utile. Je ne le juge digne qu'à ce
titre, de l'accueil & de l'indulgence publique. Mon ambition fera fatisfaite, fi ,
lorfqu'on aura daigné me lire, on dit de
moi, non que je fuis un habile Ecrivain,
un judicieux Critique, &c. mais que je
fuis vraiment *l'Ami des Malades :* qu'à
bon droit, j'en ai pris le nom ; que je
mérite de le porter. Ce titre me flattera
plus que tous les lauriers de la littérature,

& je le regarderai comme la plus belle & la plus noble récompenfe de mon travail.

Ce Difcours fera divifé en quatre Parties. La premiere Partie préfentera l'origine de la Poudre d'Ailhaud, du Syftême qui a donné lieu à la découverte de ce remède ; & renfermera une expofition abrégée de ce Syftême.

La feconde Partie montrera les progrès de la Poudre & du Syftême, jufqu'à la mort de l'Auteur.

La troifieme Partie expofera les contradictions qu'ont éprouvées la Poudre & le Syftéme, depuis la mort de l'Auteur jufqu'à préfent. L'on y joindra la difcuffion de tous les Ecrits publiés contre ce remède ; Ecrits, dont l'on montrera la foibleffe.

Dans la quatrieme Partie, on traitera diverfes queftions critiques, & l'on répondra aux objections capables d'arrêter le Lecteur dans l'examen du Syftême & de la Poudre.

PRIVILEGE DU ROI.

LOUIS, PAR LA GRACE DE DIEU, ROI DE FRANCE ET DE NAVARRE : A nos Amés & féaux Conseillers, les Gens tenans nos Cours de Parlement, Maîtres des Requêtes ordinaires de notre Hôtel, Grand-Conseil, Prévôt de Paris, Baillifs, Sénéchaux, leurs Lieutenans civils, & autres nos Justiciers qu'il appartiendra : SALUT. Notre amé le sieur * * *, Nous a fait exposer qu'il desireroit faire imprimer & donner au Public un Ouvrage intitulé : *L'Ami des Malades*, ou *Discours historique & apologétique sur la Poudre purgative du sieur Ailhaud, & Traité de l'Origine des Malâdies, & de l'Usage de ladite Poudre ;* s'il Nous plaisoit lui accorder nos Lettres de Privilége pour ce nécessaires. A CES CAUSES, voulant favorablement traiter l'Exposant, Nous lui avons permis & permettons par ces Présentes, de faire imprimer ledit Ouvrage autant de fois que bon lui semblera, faire vendre & débiter par tout notre Royaume pendant le tems de six années consécutives, à compter du jour de la date des Présentes. Faisons défenses à tous Imprimeurs, Libraires, & autres personnes, de quelque qualité & condition qu'elles soient, d'en introduire d'impression étrangere dans aucun lieu de notre obéissance : comme aussi d'imprimer, ou faire imprimer, vendre, faire vendre, débiter, ni contrefaire ledit ouvrage, ni d'en faire aucun extrait sous quelque prétexte que ce puisse être, sans la permission expresse & par écrit dudit Exposant, ou de ceux qui auront droit de lui, à peine de confiscation des Exemplaires contrefaits, de trois mille livres d'amende contre chacun des contrevenans, dont un tiers à Nous, un tiers à l'Hôtel-Dieu de Paris, & l'autre tiers audit Exposant, ou à celui qui aura droit de lui, & de tous dépens, dommages & intérêts, à la charge que ces présentes seront enregistrées tout au long sur le registre de la Communauté des Imprimeurs & Libraires de Paris, dans trois mois de la date d'icelles ; que l'impression dudit ouvrage sera faite dans notre Royaume, & non ailleurs, en beau papier & beaux caracteres, conformément aux Réglemens de la Librairie, & notamment à celui du dix Avril mil sept cent vingt cinq, à peine de déchéance du présent Privilége ; qu'avant de l'exposer en vente, le manuscrit qui aura servi de copie à l'impression dudit ouvrage, sera remis dans le même état où l'approbation y aura été donnée, ès mains de notre très-cher & féal Chevalier, Chancelier

Garde des Sceaux de France le fieur DE MAUPEOU ; qu'il
en fera enfuite remis deux Exemplaires dans notre Biblio-
theque publique, un dans celle de notre Château du Lou-
vre, & un dans celle dudit fieur DE MAUPEOU ; le tout à
peine de nullité des Préfentes : du contenu defquelles vous
mandons & enjoignons de faire jouir ledit Expofant & fes
ayans caufes, pleinement & paifiblement, fans fouffrir
qu'il leur foit fait aucun trouble ou empêchement. Voulons
que la copie des Préfentes, qui fera imprimée tout au long,
au commencement ou à la fin dudit ouvrage, foit tenue
pour duement fignifiée, & qu'aux copies collationnées par
l'un de nos amés & féaux Confeillers, Secrétaires, foi
foit ajoutée comme à l'original. Commandons au premier
notre Huiffier ou Sergent fur ce requis, de faire pour
l'exécution d'icelles, tous actes requis & néceffaires,
fans demander autre permiffion, & nonobftant clameur
de haro, charte normande & lettres à ce contraires; Car
tel eft notre plaifir. DONNÉ à Paris le neuvieme jour du
mois de Mai l'an de grace mil fept cent foixante-dix, &
de notre regne le cinquante-cinquieme. Par le Roi en fon
Confeil. LEBEGUE.

*Regiftré fur le Regiftre XVIII de la Chambre Royale
& Syndicale des Libraires & Imprimeurs de Paris, n° 1094,
fol. 168, conformément au Réglement de 1723, qui fait défenfes, article 41, à toutes perfonnes de quelque qualité &
condition qu'elles foient, autres que les Libraires & Imprimeurs, de vendre, débiter, faire afficher aucuns livres pour
les vendre en leurs noms, foit qu'ils s'en difent les auteurs
ou autrement, & à la charge de fournir à la fufdite Chambre neuf exemplaires prefcrits par l'article 108 du même Réglement. A Paris, ce 12 Mai 1770.*

BRIASSON, Syndic.

De l'Imprimerie de VINCENT, rue des Ma-
thurins. 1774.

L'AMI

L'AMI
DES
MALADES.

Si valetis, sic estis ut volumus : sed & ipsi benè valemus.
2. Mach. 11, 28.

PREMIERE PARTIE.

Origine de la Poudre.

MONSIEUR JEAN AILHAUD, Auteur de la Poudre purgative, qui porte son nom, naquit à Aix en Provence, vers l'an...... Affligé dès sa tendre jeunesse de plusieurs infirmités qui lui *faisoient traîner une vie fort languissante,* il paroît que le *grand desir de trouver un véritable remède* à ses maux, entra pour beaucoup dans le parti qu'il prit de *s'appliquer à l'étude de la Médecine* (a). Il commença sa carrière sous des maîtres qu'il nous donne lui-même comme

---

(a) Traité de l'Origine des Maladies, Ch. I, pag. 15.

A

très-sçavans, d'une grande sagesse, & d'une belle érudition (b). Il les suivit comme pas à pas, & ceux-ci, contens sans doute des progrès de leur élève, lui décernerent en 1695 les honneurs & le titre de Docteur.

Le jeune Médecin toujours infirme, dût naturellement chercher dans les lumieres qu'il avoit reçues de la Faculté, la guérison de ses infirmités, & il est probable qu'il mit en usage tous les remèdes qui, selon les principes reçus, pouvoient convenir à son état. Mais le succès né répondant point à son espérance, & le desir de guérir croissant avec ses maux, il osa s'écarter de la voie que lui avoient montrée ses maîtres, & il s'engagea tout seul dans une nouvelle route qu'il s'ouvrit à lui-même.

Le premier pas qu'il fit, fut de renoncer totalement à la saignée. Malgré l'impression que faisoient sur son esprit les leçons qu'il avoit reçues de la Faculté, il se rendit à celles qu'il recevoit de la nature. L'affoiblissement presqu'entier de ses forces, que la saignée auroit bientôt épuisées, l'avertit de s'abstenir de ce remède meurtrier. *Endoctriné par sa propre expérience,* comme il le dit lui-même, *& revenu à lui, il prit la voie des purgatifs (c),* & s'y borna. Sa santé bientôt raffermie, justifia la préférence ex-

---

(b) Traité de l'Origine des Maladies, Chap. I, pag. 15.
(c) Ibidem.

clufive qu'il leur avoit donnée , & le mit en état
de travailler utilement pour le public.

La découverte d'une vérité nouvelle, mene loin
un efprit pénétrant & appliqué. Notre jeune
Docteur réfléchiffant fur les circonftances de fa
guérifon , & fur la conftitution phyfique de
l'homme, foupçonna que ce n'étoit pas du fang
qu'étoient provenues fes infirmités , comme il
l'avoit cru jufqu'alors , mais des humeurs non
filtrées, & des mauvais levains, auxquels les purgatifs avoient donné la fuite. De-là , par une
analogie bien fimple , étendant fon obfervation
fur la plûpart des maladies de l'homme , il crut
qu'elles pouvoient dériver de la même caufe.

Mais comment s'affurer que la conjecture
étoit jufte ? Entiérement oppofée à la doctrine
de la Faculté , qui rejette fur le fang un grand
nombre de maladies , l'opinion de M. Ailhaud
qui les rejettoit fur les humeurs , étoit profcrite
d'avance par les maîtres de l'Art. N'importe ,
notre jeune Docteur n'y renonça pas ; il appela
l'expérience à fon fecours , & ne voulut prendre qu'elle pour juge de fes idées. Dévoué par
fa profeffion au foulagement des malades
tous ceux qu'il voyoit, il les conduifoit comme
il s'étoit conduit lui-même. Toujours des purgatifs ; jamais, ou prefque jamais de faignées. Cette
pratique eut chez les autres le même fuccès
que chez lui. Les malades guéris plus promptement & plus fûrement que par la méthode or-

dinaire, étoient encore exempts de ces longues
& fâcheuses convalescences, fruit certain de
l'épuisement total occasionné par les saignées.

Pour lors, M. Ailhaud ne douta plus de
l'exactitude de sa nouvelle théorie ; il s'y attacha
invariablement ; il l'examina sous toutes sortes de
rapports, & le résultat de ses réflexions & de
ses expériences fut de s'assurer *que ce n'étoit
pas du sang que venoient les maladies, mais des
humeurs qui le dérégloient* (*d*). En supposant ce
principe comme constant, il s'ensuivoit que
l'opinion générale qui assignoit à chaque maladie des causes différentes, étoit un préjugé,
une erreur. Mais n'en étoit-ce pas une aussi,
que cette multitude immense de remèdes divers
qu'on emploie communément pour opérer la
guérison des maladies de l'homme ? M. Ailhaud
le crut encore, & il pensa que c'étoit principalement à cette double erreur qu'il falloit attribuer les incertitudes, les longueurs, la difficulté, & quelquefois l'impossibilité de la guérison des maladies.

De-là il concluoit que rien ne seroit plus utile
& plus précieux à l'homme, qu'un remède simple,
lequel attaquant la cause générale des maladies,
& détruisant cette cause, guériroit toutes les maladies, dans tous les cas possibles. Il avoit raison sans doute : mais la difficulté consistoit à

____

(*d*) Traité de l'Origine des Maladies, Chap. I, pag. 15.

trouver ce remède simple, & destructeur de la cause générale des maladies. Le jeune & laborieux Docteur n'en crut pas la découverte impossible ; encouragé par ses premiers succès, il se dévoua à sa recherche ; il y consacra tous ses travaux : ami de l'humanité, il n'épargna ni peine ni soins, pour y parvenir. Le fruit de sa persévérance fut la composition d'un purgatif qu'il crut devoir opérer l'effet desiré ; il le perfectionna ; il en fit d'abord pour lui-même l'usage le plus heureux ; &, certain de sa bonté *par sa propre expérience & par une infinité d'autres* (e), il l'annonça au public. Telle est l'origine de la Poudre. Nous croyons pouvoir en fixer l'époque à peu près au commencement de ce siécle (f).

Il est aisé de conclure de ce récit, que la Pou-

____

(e) Traité de l'Origine des Maladies, Chap. I, pag. 15.

(f) Le sieur Dupuy de la Porcherie, Médecin à la Rochelle, veut ravir à M. Ailhaud la gloire de l'invention de sa Poudre. Il dit, dans une lettre que le Journaliste de Médecine a publiée au mois de Décembre 1763, *que cette Poudre est un remède de la Chine, dont une personne qui en arrivoit, fit présent au sieur Ailhaud pere, sous la condition de la distribuer à profit commun, sous le nom de la Poudre d'Aix : Que cet associé étant devenu la premiere victime de ce secret, le sieur Ailhaud en resta le seul possesseur.* Et comme *le sieur Ailhaud fils, ignoroit peut-être cette anecdote,* j'ai été bien aise, dit l'obligeant M. de la Porcherie, *de profiter de cette petite occasion pour la lui apprendre.* Nous serions fâchés qu'on soupçonnât le sieur de la Porcherie d'être l'Auteur, & non le simple Historien de cette anecdote ; mais nous aurions bien desiré, pour aller au-devant des jugemens téméraires, qu'il eût profité de cette *petite occasion,* pour nous apprendre de quelle source il la tient, *& quels sont ses garants.*

dre d'Ailhaud eſt l'ouvrage d'une longue & profonde réflexion. C'eſt la production d'un Auteur vif & hardi, mais auſſi prudent qu'éclairé. D'abord excité par le preſſant intérêt de ſa conſervation, ſoutenu enſuite dans ſes recherches, par l'heureux effet des tentatives qu'il oſe faire ſur lui-même, il croit pouvoir réuſſir à corriger les erreurs de la Médecine, & défricher le vaſte champ de ſes incertitudes. Il ſimplifie tout à la fois la théorie & la pratique de cette utile ſcience, en réduiſant la théorie à un petit nombre de principes inçonteſtables ; la pratique, à l'uſage d'un ſeul remède, capable de guérir toutes les maladies.

Mais il arrive ſouvent qu'on s'égare dans la région de l'eſprit, ſur-tout lorſque, ſéduit par l'attrait de la nouveauté, l'on s'engage dans des routes inconnues. Un beau ſyſtème, n'eſt ſouvent qu'une belle erreur ; & je n'ignore pas que, parmi le grand nombre de perſonnes qui ont porté leur jugement ſur le ſyſtême de M. Ailhaud, il en eſt de trés-éclairées & de très-reſpectables qui l'ont cru faux & inſoutenable. Mais comme il s'en trouve auſſi d'un ſentiment oppoſé, dont les lumieres & l'expérience méritent la plus grande conſidération, le lecteur ſera bien aiſe, ſans doute, de ſe mettre au fait des principes de M. Ailhaud, de voir ſes preuves, de les comparer aux objections, & de ſe décider en faveur du ſentiment qui lui paroîtra plus

conforme à la vérité. Je vais donc faire une exposition du fystème de M. Ailhaud, la plus claire
qu'il me fera possible ; & je prie mes lecteurs
de bien saisir la théorie de notre Auteur. C'est
cette théorie qui l'a conduit à la découverte de
sa Poudre, & qui doit conduire le lecteur à des
impressions décisives, pour ou contre le remède.

M. le baron de Castelet, fils de l'Auteur, a
réduit tous les principes de M. son père aux
trois propositions suivantes (*g*).

« 1° Les maladies ne procèdent point du sang
» & des esprits, mais toujours des humeurs
» qui s'opposent à leur naturelle circulation.

» 2° Les maladies ne procédant point du sang
» & des esprits, mais toujours des mauvais le-
» vains, on doit conserver le premier, & don-
» ner la fuite aux seconds.

» 3° Les purgatifs étant seuls capables de don-
» ner la fuite aux humeurs arrêtées, & de dé-
» truire les obstructions & mauvais levains qui
» occasionnent les maladies, il faut y avoir re-
» cours, & en composer d'assez doux pour pro-
» duire l'effet desiré. »

Voilà les trois-principes fondamentaux sur
lesquels porte le système de M. Ailhaud ;
voilà d'où dérivent toutes les conséquences qu'il
tire contradictoirement aux opinions reçues de
la Faculté. Mais cette doctrine est-elle aussi cer-

(*g*) Feuille intitulée : *Médecine universelle.*

taine, qu'elle eſt ſimple ? C'eſt ce que nous allons examiner en développant les trois propoſitions ci-deſſus.

PREMIERE PROPOSITION.

Les maladies ne procèdent point du ſang & des eſprits, mais toujours des humeurs qui s'oppoſent à leur naturelle circulation.

Pour faire la preuve de cette propoſition, nous nous en tiendrons à l'analyſe des raiſonnemens de M. le baron de Caſtelet, dans la Feuille intitulée, *Médecine univerſelle.* Faiſons d'abord, d'après lui, quelques remarques préliminaires.

1° *Le ſang contient avec lui toutes les humeurs :* c'eſt-à-dire, que la lymphe, la morve, la bile, l'urine, en un mot, toutes les humeurs ſont mêlées avec le ſang qui les entraîne dans ſa circulation, pour les diſtribuer dans les différentes parties du corps.

2° *Chaque humeur ſe filtre par les glandes qui lui ſont deſtinées.* C'eſt-à-dire que dans la circulation, la ſalive ſe filtre par les glandes ſalivaires, la lymphe par les vaiſſeaux lymphatiques, l'urine par les reins, & ainſi des autres.

3° *Jamais une glande ne filtre, dans l'état naturel, l'humeur qui doit être filtrée par l'autre.* C'eſt-à-dire, que le foie qui filtre la bile, ne filtre jamais, dans l'état naturel, l'urine qui doit être filtrée par les reins, &c. La nature fournit mille exemples semblables. Tel vaisseau qui filtre l'eau, ne laisse point passer le vin. Un morceau de vessie que l'eau traverse, refuse un passage libre à l'air : un papier imbibé d'huile, sépare l'huile du vin. *Ainsi voyons-nous*, dit M. Ailhaud pere, *que, dans l'admirable construction du corps, il y a plusieurs glandes par lesquelles ces humeurs se filtrent ; il y en a pour les yeux, d'où il se filtre & découle une sérosité qui sert à les humecter, & à faciliter leur mouvement, & pas autre chose. Il y en a pour les oreilles, d'où il découle une humeur qui devient ensuite visqueuse & jaune, pour favoriser & conserver la sensation de l'ouïe, & pas autre chose, &c. (h).*

4° *Quoique le sang contienne avec lui toutes les humeurs qu'il porte dans les différentes parties du corps..., il est certain que le sang est toujours pur, & distingué des humeurs.* C'est la doctrine de M. Ailhaud pere, plus amplement expliquée dans son Traité de l'Origine des Maladies, (pages 5 & 6,) c'est-à-dire, que tant que le sang *subsiste dans sa nature* (i), il est toujours pur par lui-même, & ne s'identifie jamais avec les humeurs, quoique mêlé avec elles. On en a la preuve évidente dans le sang qu'on tire à un malade. Les humeurs qu'il contient, se séparent d'elles-mêmes en grande partie lorsque le sang se coagule ; on les

---

(h) Traité de l'Origine des Maladies, pag. 6.
(i) *Ibidem.*

A v

voic nager sur la surface, & prendre leur couleur naturelle, toute différente de celle du sang.

Cela supposé, M. le Baron de Castelet assure que le sang est *incapable de produire par lui-même la maladie.* La preuve qu'il en donne, n'est pas un tissu de raisonnemens abstraits, hérissés des termes obscurs de la Médecine : ce n'est qu'une simple exposition des principes incontestables de la santé & de la maladie ; la vérité n'a besoin que d'être montrée.

La santé, dit M. le Baron de Castelet, *dépend de l'équilibre entre les parties solides & les parties liquides dont le corps est composé* (k). Tant que cet équilibre subsiste, la santé se soutient, point de maladie : le seul bon sens dit cela.

Or, lorsque le sang se dépouille, dans la circulation, de toutes ses humeurs, il circule librement ; l'équilibre règne entre les solides & les liquides : on se porte bien. Cela est encore évident ; car la libre circulation du sang, & la fidèle distribution qu'il fait alors des humeurs qu'il contient, dans les filtres destinés à les recevoir, font le véritable fondement de l'équilibre entre les solides & les liquides. Ceux-là reçoivent de ceux-ci la nourriture qui leur convient, & les liquides, en se dépouillant de ce qu'ils ont de superflu, réparent par la voie des alimens la diminution qu'ils souf-

---

(k) *Les parties solides* sont les os, les cartilages, les ligamens, les membranes, &c. *Les parties liquides* sont les esprits animaux, le sang & les humeurs.

frent en nourriffant les folides. C'eft l'état le plus parfait où puiffe fe trouver la machine de notre corps : c'eft la fanté (*l*).

Mais cet heureux état eft altéré, & la maladie lui fuccède, *lorfque les humeurs font troublées dans leur cours naturel, qu'elles ne fe filtrent plus également, qu'elles s'arrêtent dans différentes parties du corps. Alors elles produifent diverfes maladies.* Pourquoi ? parce que l'équilibre eft néceffairement troublé. Rendons cela fenfi-

----

(*l*) Un célèbre Médecin Anglois explique le mécanifme de la fanté, par des principes fi femblables à ceux que nous venons d'expofer, que nous croyons devoir rapporter fes propres termes : voici comme il s'exprime dans la feconde partie de fon ouvrage, chap. I, pages 379 & 380. « Tant que cette circulation (du fang) » fe fait comme il faut, l'homme jouit d'une parfaite » fanté ; fi elle s'altère, il devient malade ; dès qu'elle » ceffe, il expire. Qu'un feul de nos membres en foit » privé, il fe corrompt & fe mortifie. Par fon moyen, » toutes nos fécrétions naturelles s'exécutent réguliére- » ment, la tranfpiration eft aidée, le corps fe débarraffe » de fes excrémens, & fouvent nous guériffons de nos » maux fans autre affiftance.

» Que l'on conçoive donc, (dit il, pages 383 & 384,) » ce que c'eft que *la fanté*. La fanté confifte proprement » dans une circulation libre, tranquille & égale, tant » du fang, que des autres fluides vitaux, par les con- » duits que la nature leur a préparés dans le corps hu- » main ; circulation qui fuppofe dans les fibres dont » eft formé le tiffu des cavités, des tuyaux & des cavi- » tés, par lefquels elle s'exécute, un degré de force & » d'élafticité convenable ; & dans les fluides, la confif- » tance & la quantité requife pour céder à l'impulfion » des folides.

Hiftoire de la Santé, & de l'Art de la conferver ; par M. J. Mackenfic, Membre du Collége royal des Médecins à Edimbourg, traduite de l'anglois, 1761.

ble par des applications. Suppofons qu'une feule glande eft gênée dans fes filtrations; dès-lors l'humeur qu'elle devoit filtrer, demeure en grande partie dans la maffe du fang; infenfiblement fa quantité augmente; le fang fe trouve furchargé; fa fermentation devient plus confidérable; pour peu que le volume de l'humeur s'accroiffe, la circulation du fang fera notablement gênée, fa fermentation deviendra exceffive; de-là, la tenfion, la chaleur, la rougeur, l'inflammation dans la partie fur laquelle le fang fe portera avec plus d'impétuofité : fi c'eft dans la pleure, voilà la pleuréfie; fi c'eft dans les amigdales, voilà l'efquinancie; fi c'eft dans la peau feulement, voilà l'éréfipèle, &c.

D'où l'on doit conclure, dit M. le Baron de Caftelet, *que la fièvre la plus ardente, l'efquinancie, la pleuréfie, & généralement toutes les maladies inflammatoires que l'on impute au fang, ne font occafionnées que par l'abondance ou la mauvaife qualité des levains qui s'oppofent à fa naturelle circulation.* Il ne paroît pas qu'on puiffe contefter cette conféquence.

Mais, d'où peut provenir cette abondance, ou cette mauvaife qualité des levains qui s'oppofent à la circulation du fang; c'eft-à-dire, d'où peut provenir le dérangement des humeurs qui trouble l'équilibre de la fanté ? Avant de répondre à cette queftion, M. Ailhaud remarque judicieufement avec la Faculté, qu'il y a fix chofes, fans lesquelles nous ne sçaurions subsister, quoiqu'elles n'entrent point dans notre constitution ; c'est pour cette raison qu'on les appelle *non naturelles* ; sçavoir : l'air ; le manger & le boire ; le mouvement & le repos ; le sommeil & les veilles ; les excrémens & les matières retenues ; les passions de l'ame.

« Quand nous usons de toutes ces choses mo-
» dérément, dit M. le Baron de Castelet, l'équi-
» libre règne, nous nous portons bien. Mais, si
» nous en prenons trop ou trop peu, l'équilibre
» cesse ; les humeurs sont troublées dans leur
» cours naturel ; elles ne se filtrent plus égale-
» ment; elles s'arrêtent dans différentes parties
» du corps, où elles produisent diverses mala-
» dies. »

Voici donc tout le mécanisme de la santé & de la maladie. On jouit de la santé, « quand on
» respire un bon air ; quand on ne mange &
» qu'on ne boit qu'autant qu'il est nécessaire ;
» quand on ne prend de mouvement & de repos,
» du sommeil & de la veille qu'avec modération ;
» quand les excrémens ne sont ni trop secs, ni
» trop fluides ; enfin, quand les passions de l'ame
» sont dans un équilibre raisonnable ; c'est qu'alors,
» le sang n'étant ni précipité, ni retardé dans son
» cours, il n'est point dérangé dans ses fonctions ;
» & tout va un train salutaire ; mais s'il est trou
» blé par quelqu'une de ces causes : si on respire
» un mauvais air, ou qu'on s'expose à ses intem-

» péries ; fi on fe livre à des agitations immo-
» dérées, ou à une trop grande inaction ; fi l'on
» prend un fommeil trop long ou trop court..........
» enfin, fi on fe livre immodérément à quelque
» paffion de l'ame, comme triftelle, joie, co-
» lère, envie, jaloufie, &c. alors le fang fe dé-
» range dans fes filtrations, ou par trop de len-
» teur, ou par trop de vitelle ; les humeurs non
» filtrées reftent avec lui, l'incommodent, l'em-
» barralfent, l'altèrent, le dérèglent, le troublent
» & l'empêchent dans fon action...... De-là
» naillent la fiévre, les éruptions, les dépôts ;
» de-là enfin prennent leur fource toutes les ma-
» ladies : la décharge des humeurs fe faifant tan-
» tôt à la tête, tantôt à la poitrine, tantôt à l'ef-
» tomac, fur les reins, fur les bras, fur les jam-
» bes, &c. felon la différente foibleffe des par-
» ties qui cédent à leur torrent : » enforte que
le mal commence toujours par un dérangement
dans les humeurs ; & la foibleffe accidentelle de
l'organe, de la partie où l'humeur s'arrête & fe
décharge, en détermine l'efpece.

Le fang n'entre donc pour rien dans la véritable fource des maladies. Leur caufe éloignée,
c'eft l'abus de quelqu'une des fix chofes non naturelles dont on a parlé ci-devant ; leur caufe
prochaine, immédiate, c'eft l'altération des humeurs occafionnées par cet abus. Voilà l'explication auffi fimple que naturelle de l'origine des
maladies : cette explication, plaufible par elle-

même, aura tout le mérite d'une démonstration, dès qu'on verra l'expérience la moins équivoque & la plus constante, attester la vérité des conséquences qui en naissent naturellement. En attendant, nous sommes en droit de demander que la première proposition de M. Ailhaud soit regardée comme vraie, comme certaine : & c'est ce que tout lecteur judicieux ne sçauroit nous refuser, au moins par supposition. Car, quoique supposée vraie, si réellement elle se trouve fausse, les conséquences que nous en tirerons seront fausses aussi, & tomberont d'elles-mêmes. Si, au contraire, ces conséquences sont en elles-mêmes autant de vérités sensibles & démontrées, la vérité du principe d'où elles découlent, ne peut plus être contestée.

Il faut donc regarder les humeurs & non le sang, comme la véritable cause de toutes nos maladies. Voilà notre principe. Mais ce seroit peu de connoître cette cause, si, en même-tems, on n'en connoissoit le remède. La Médecine seroit, de toutes les sciences, la plus inutile à l'homme, si, en l'entretenant de ses maux, elle ne pouvoit lui en procurer le soulagement & la guérison : mais seroit-elle bien utile, si, réduite à des connoissances purement conjecturales sur l'origine des maladies, & sur le choix des remèdes qu'elles exigent, elle étoit sujette à de fréquentes erreurs, dont le moindre inconvénient seroit de laisser l'homme noyé dans ses infirmités ? Voilà pour

tant ce qu'on voit tous les jours avec douleur.
Une infinité de perfonnes, d'un excellent
tempérament , languiffent dans leurs maux,
fous les yeux de la Médecine , qui fe tourmente en vain pour les foulager. Par quel
endroit cette fcience eft-elle donc en défaut ?
c'eft qu'elle fe trompe fouvent fur la caufe premiere du mal , & que, par une fuite de cette
erreur , elle fe trompe encore fur l'adminiftration des remèdes, c'eft-à-dire, que la Médecine
attribue au fang des maladies qui ne peuvent
procéder de lui , & qu'au lieu de conferver le
fang , comme le principal agent du rétabliffe-
ment de l'homme , elle l'attaque comme fon
ennemi , elle l'affoiblit ; & , par l'apauvriffe-
ment où elle le réduit, elle recule, & quelquefois éloigne pour toujours le retour de la fanté.

Ecoutons raifonner un moment MM. Ailhaud,
pere & fils, fur cet objet.

SECONDE PROPOSITION

*Les maladies ne procédant point du fang , mais
toujours des mauvais levains , on doit conferver
le premier , & donner la fuite aux feconds.*

Cette propofition femble n'avoir befoin d'aucune preuve ; car il paroît que l'art de guérir ne
doit être autre chofe que l'art d'ôter la caufe
des maladies, ou, comme le dit M. Ailhaud, re-

movere prohibens (*m*) : c'eſt-là l'unique office du Médecin. Entreprendre la guériſon d'un malade en laiſſant ſubſiſter la cauſe du mal, ce ſeroit vouloir faire des miracles ; mais, ſe tromper en croyant attaquer la cauſe du mal & tourmenter une partie innocente, tandis que la partie coupable exerce librement ſon empire ſous la protection de l'erreur, c'eſt aggraver à coup ſûr les maux de l'homme, au lieu de les guérir ; c'eſt multiplier les ſources du mal, au lieu de les tarir. Or, le ſang n'eſt point par lui-même la cauſe des maladies, ainſi qu'on l'a prouvé : donc on ne doit pas l'attaquer, & l'affoiblir par de copieuſes & fréquentes ſaignées. Car, après tout, penſe-r-on, en diminuant le volume du ſang, mieux réuſſir à vaincre les humeurs, les mauvais levains, qui ſont le vrai principe des maladies ? Quelle erreur ! La ſaignée, par elle-même, diminue-r-elle la maſſe proportionelle des humeurs ſuperflues ou viciées (*n*) ? leur donne-t-elle la fuite ? elle leur donne ſeulement un plus grand large, & par-là même, leur action n'en eſt que plus dangereuſe. Ces humeurs, décompoſées & altérées par l'état de ſtaſe où elles avoient été trop long-tems détenues, au lieu d'être évacuées par la ſaignée, reprennent

____

(*m*) Traité de l'Origine des Maladies, pag. 3.
(*n*) La ſaignée diminue, à la vérité, la maſſe du ſang & des humeurs, mais ce qui reſte eſt toujours dans la même proportion.

leur cours avec plus de rapidité qu'auparavant, & infectent tout fur leur paffage. La partie la plus exaltée & la plus peftilentielle eft promptement repompée dans les veines ; elle s'y introduit en quantité proportionnelle à celle du fang tiré ; la maladie, qui jufques-là n'étoit dans le corps humain que comme un germe non développé qu'il eût fuffi d'évacuer, fe développe & fe caractérife : le Médecin s'en applaudit, & croit en être mieux guidé dans fes opérations ; mais le malade n'en eft que plus accablé, & dans un danger plus prochain. Qu'on y penfe bien, la faignée, en diminuant la quantité du fang, affoiblit en effet les forces de l'agent le plus puiffant que la nature ait préparé contre les humeurs obftruées; car *le fang,* dit un Auteur récent, *eft le principe de la vie & des forces de l'homme. . . . . . . Sa quantité naturelle foutient nos forces : la diminution de cette quantité les diminue felon fes degrés, & les abbat enfin jufqu'à l'extinction, quand elle eft portée trop loin : c'eft ce qu'on voit palpablement dans les animaux qu'on égorge* (o). Pourquoi donc diminuer la quantité naturelle du fang *qui foutient nos forces ?* Faut-il, pour nous guérir, commencer par nous affoiblir ? Les forces d'un malade furent-elles jamais un obftacle à fa guérifon ? On n'a point encore touché aux

____

(o) Nouvelles Obfervations fur la faignée.

humeurs dont l'assemblage fait la maladie, &
l'on a déja ôté au malade une partie des forces qu'il avoit pour les combattre, en lui ôtant
une partie de son sang ! Permettez-moi de vous
le dire, Messieurs les partisans de la saignée,
vous tirez sur vos troupes en tirant sur le sang.
Pour vaincre ce dépôt d'humeurs qui fait la
maladie, la nature vous a donné le sang qui
circule dans les veines du malade, comme le
principal instrument de la victoire ; voyez avec
quelle ardeur il combat l'obstacle qui l'arrête :
la chaleur, la tension, l'inflammation même de
la partie malade, vous attestent les efforts con-
tinuels & puissans du sang, pour r'ouvrir les
passages bouchés, pour rétablir l'équilibre troublé : cependant l'obstacle trop fort, résiste encore à l'action du sang, & la rend insuffisante ;
que faites-vous donc, lorsque vous l'affoiblissez
encore par la saignée (p) ? Aidez plutôt son
opération salutaire, par des remèdes qui attaquent directement l'humeur obstruée, & la di-
visent : vous faciliterez au sang la prompte dissolution de cet ennemi de la santé, & bientôt
vous aurez la consolation & la gloire de l'avoir
rétablie. Un Auteur qui ne peut être suspect,

(p) Les Chinois ne font point usage de la saignée, &
ils vivent aussi long tems que nous, que l'on saignera
douze ou quinze fois dans une maladie. *Description de
la Chine, Tom. III, pag.* 463.

quand il eſt queſtion des opinions de M. Ailhaud, établit à peu près les mêmes principes
que lui ſur les inconvéniens de la ſaignée (*q*).
« J'ai trouve infidèle (dit-il, pag. 137,) la
» méthode ordinaire de ſaigner dans les mala-
» dies inflammatoires. J'ai jugé qu'il y avoit de
» l'abus à ſaigner ſi fréquemment, ſi copieuſe-
» ment, & de ſi près. Il paroît étrange en effet,
» (ajoute-t-il, pag. 147,) dans la pratique ordi-
» naire de pluſieurs Médecins, de voir monter
» le nombre des ſaignées juſqu'à douze ou qua-
» torze, & ſouvent ſans qu'on ait opéré de
» changement dans les acidens de la maladie
» où on les a pratiquées. Cette conduite ſeroit
» autoriſée, ſi chaque ſaignée avoit ſon ſuccès :
» mais loin de-là, j'ai remarqué que les accidens
» ne faiſoient ſouvent qu'augmenter en conſé-
» quence. »

Il faut donc conſerver précieuſement le ſang
dans le tems de la maladie, puiſque c'eſt de
ſon action qu'on doit attendre le retour de la
ſanté, & s'empreſſer de combattre, par des remèdes propres, l'humeur viciée qui eſt le vrai
principe du mal. « Si dans un cas preſſant, où
» l'on ne peut faire avaler aucun remède à un

(*q*) Réflexions ſur la ſaignée, par Jean-Marie Pinot,
docteur de Montpellier, &c. A Dijon, de l'imprimerie
de Defay, 1752.

» malade , on lui ouvre la veine pour fuivre le
» préjugé, ... qu'on ait attention, dans ce cas
» & dans tout autre où l'on croira la faignée
» indifpenfable , de ne pas abattre les forces du
» malade par des faignées trop copieufes &
» trop réitérées..... L'expérience ne démontre-
» t elle pas que les faignées trop réitérées ap-
» pauvriffent la maffe du fang , & font tomber
» les malades dans l'hydropifie & autres mala-
» dies plus férieufes que celles dont on avoit
» voulu les guérir (r) ? »

« La routine & le préjugé (dit encore M. Pi-
» not, page 170 & fuiv.) en ont précipité des
» millions au tombeau , qui vivroient peut-être
» encore , fi on eût voulu s'écarter d'un
» ufage fi pernicieux. » Et plus bas, il ajoute :
« Quand les malades font morts, on croit n'avoir
» rien à fe reprocher , parce que les faignées
» n'ont pas été oubliées. Fauffe & funefte fé-
» curité ! puifque par les raifons que nous en
» avons donné , ce font fouvent ces faignées pra-
» tiquées fuivant la routine, qui ont été la caufe
» des événemens malheureux dont on fe flatte
» d'être à couvert. A mon égard , je déclare que
» j'en ai trop vu périr avec les faignées les plus
» multipliées , pour que la manière de les prati-
» quer ne m'ait parue fufpecte. »

D'ailleurs , M. Ailhaud remarque très-judicieu-

***

(r) Médecine univerfelle.

ſement (s) que la machine de notre corps eſt *l'ouvrage d'une intelligence ſupérieure ..... ſur laquelle il ne fut jamais permis de vouloir dominer.* Les Médecins peuvent bien, & même doivent être ſes ſpectateurs, ſes admirateurs & ſes miniſtres ; mais jamais ſes perturbateurs, ſes lacérateurs, ſes tyrans. Par conſéquent, ils ne doivent point, réguliérement parlant, *détourner le cours admirable de ſes opérations,* (de la nature,) *en lui ouvrant de nouvelles iſſues, ou en lui faiſant rebrouſſer chemin, ou en la violantant en quelqu'autre maniere.* Ce ſeroit une *témérité.* Leur miniſtere ſe réduit *à ôter tout ce qui s'oppoſe à l'opération de la nature, qui d'elle-même à tout ce qu'il faut pour ſe réparer, & qui ſe réparera dès-lors qu'on lui aura ôté tout ce qui l'incommode, & l'empêche de continuer le cours admirable de ſes opérations, preſcrit par ſon Auteur.* Il eſt aiſé de conclure que les évacuations du ſang ne prenant point leur ſource dans la nature, qui n'a point préparé d'iſſue au ſang pour s'échapper, paroît contraire à ſa conſtitution, & par-là même la ſaignée doit être généralement plus nuiſible que ſalutaire, & l'expérience ne le prouve que trop.

Quels ſont donc les remèdes qu'il faut employer pour détruire les humeurs d'où procèdent toutes les maladies? Voici la réponſe de M. Ailhaud.

(s) Traité de l'Origine des Maladies, pages 2 & 3.

TROISIEME PROPOSITION.

Les purgatifs étant seuls capables de donner la fuite aux humeurs arrêtées, & de détruire les obstructions & mauvais levains qui occasionnent les maladies, il faut y avoir recours, & en composer d'assez doux pour produire l'effet desiré.

Cette proposition renferme deux assertions. La premiere, qu'il faut toujours avoir recours aux purgatifs : la seconde, qu'il faut en composer d'assez doux pour produire l'effet desiré.

La premiere assertion est un premier principe de Médecine, s'il est constant que les humeurs non filtrées sont la cause générale de toutes les maladies. Car, dans toutes les maladies, que la Médecine appelle *maladies d'humeurs*, le remède direct qu'elle leur oppose, ce sont les purgatifs. Tous les autres remèdes qu'elle met en usage, comme saignées, lavemens, tisanes, &c. ne sont que des préambules qu'on estime nécessaires, pour favoriser l'effet de la purgation, mais de la vertu desquels on n'attend pas la résolution de l'humeur qu'on attaque. Le remède proprement destructeur des humeurs, ce sont les purgatifs : leur propriété naturelle est d'attaquer les obstructions, de les dissoudre, de donner la fuite aux mauvais levains, & de rétablir la naturelle circulation du sang & des esprits. Or il a été prouvé, dans la premiere proposition, que toutes les maladies, même celles qu'on avoit coutume d'imputer au sang, procédoient toujours des humeurs. Donc, pour opérer la guérison de toutes les maladies en général, il faut avoir recours aux purgatifs.

Mais on peut faire là-dessus une observation très-judicieuse, sçavoir, que la plûpart des purgatifs ont des propriétés très-dangereuses, par la violence avec laquelle ils produisent ordinairement leurs effets, malgré l'attention & les précautions avec lesquelles on les prépare : que d'autres deviennent inefficaces, par les correctifs trop grands qu'on emploie pour adoucir leur dangereuse activité : enforte que, quoiqu'il soit convenu que c'est par les purgatifs qu'il faut attaquer la cause du mal, on est très en peine de trouver parmi les purgatifs un remède assez efficace pour détruire l'humeur obstruée, & assez doux en même tems, pour n'avoir rien à craindre de son opération.

Il suffit d'avoir été malade, & d'avoir pris des médecines ordinaires, pour sentir la difficulté renfermée dans cette observation, & pour comprendre l'importance de la seconde assertion de M. Ailhaud, quand il dit *qu'il faut composer des purgatifs assez doux, pour opérer l'effet desiré.* Cette assertion évidente à tous les esprits, n'a pas besoin de preuves : mais l'embarras consiste à composer ces purgatifs assez doux, pour produire l'effet desiré : ces purgatifs analogues au corps humain,

humain, qui conservent assez de vertu pour agir efficacement contre les humeurs arrêtées, & assez de douceur pour ne nuire à aucune des parties intérieures de l'homme, à cause de leur analogie avec elles.

On conviendra aisément que la composition d'un purgatif de cette derniere espèce, si elle est possible, ne peut être que le fruit d'une expérience longue & éclairée, d'une étude suivie des différentes propriétés des purgatifs, & d'une connoissance profonde de la constitution du corps humain.

On conviendra encore que si quelque laborieux scrutateur de la nature a été assez heureux pour parvenir à la composition d'un tel purgatif, il a fait pour les hommes, la plus riche & la plus utile découverte; il a fait pour la Médecine, plus que n'ont fait les hommes les plus illustres dans cette profession. Or, M. Ailhaud a osé tenter cette glorieuse & importante découverte: après plusieurs années de travail, il a cru y être parvenu: il a cru avoir renfermé dans une Poudre qu'il a composée, le remède *le plus efficace, le plus prompt & le plus doux*, qui, jusqu'à présent, soit connu *contre toute maladie*. Il ne s'est pas contenté de le penser; il a osé le dire au public, & le dire avec ce ton d'assurance, qui, dans un homme d'honneur, suppose les preuves les plus fortes & les plus incontestables. Il hésitoit si peu dans son opinion, qu'il *offroit à tout moment* de l'éprouver *fur tout malade* ; qu'il demandoit de *l'éprouver dans des pleines falles d'Hôpitaux* (*t*).

Rien n'eft donc fi intéreffant pour l'humanité, que d'examiner avec impartialité le mérite des preuves fur lefquelles M. Ailhaud appuie les admirables propriétés de fa Poudre purgative. Ce qui fait bien fon éloge, c'eft qu'il ne cherche pas à éblouir fes lecteurs par les raifonnemens abftraits d'une obfcure & fautive phyfiologie. Ennemi de cette fublime charlatanerie fi accréditée de nos jours, il fe préfente au tribunal de l'expérience, & il foumet à fon flambleau l'examen de toutes les preuves fur lefquelles il fe fonde. Rebelle envers tous les préjugés, indocile à toutes les leçons de l'autorité, de l'ufage, &c. il met toute fa gloire à confulter l'expérience, à refpecter fes décifions, & il protefte que jamais il n'appellera de fes jugemens.

Il n'eft point d'homme raifonnable qui puiffe fufpecter le tribunal devant lequel M. Ailhaud veut être jugé. Il n'eft point d'homme, ami de l'humanité, qui ne veuille l'y fuivre, pour l'entendre plaider fa caufe, & la juger. S'il appuie fa doctrine fur des faits ; s'il autorife fa pratique par des exemples nombreux ; s'il démontre la bonté, l'univerfalité de fa Poudre par des

____

(*t*) Traité de l'Origine des Maladies, Chap. II, Art. I, pag. 19.

fuccès conftans, tout homme équitable pourra-
t-il lui refufer fon fuffrage? Nous nous hâtons
d'entrer dans cette intéreffante difcuffion, à laquelle M. Ailhaud lui-même nous invite; nous
allons examiner les *progrès* de fa Poudre purgative, depuis fon origine, jufqu'à la mort de
fon Auteur. Le lecteur, déja au fait du fiftème
qui a donné naiffance à cette Poudre, achevera
de fe décider pour ou contre, felon l'impreffion
que feront fur lui les voix réunies d'une foule
prefqu'innombrable de témoins qui dépoferont
fur fes propriétés, d'après leur propre expérience.

SECONDE PARTIE.

Progrès de la Poudre & du Syftème.

POUR venger efficacement la mémoire de
M. Ailhaud, témérairement attaquée dans divers écrits publics, il fuffit de ramener les
auteurs des invectives répandues fur fes cendres,
à l'époque des premiers fuccès de la Poudre purgative, & de confidérer quelle fut alors la conduite de M. Ailhaud. Nous avons déja remarqué (pag. 5,) que la Poudre exifte depuis le
commencement de ce fiécle, c'eft-à-dire, depuis
environ foixante & quatorze ans (*a*). Peut-être

____

(*a*) M. le baron de Caftelet parle d'une *expérience de
foixante ans*, dans la Feuille intitulée *Médecine univerfelle*, imprimée en 1760.

ne fut-elle pas portée tout-à-coup au degré de perfection que son Auteur lui a donné dans la suite, mais du moins la principale découverte étoit faite; & M. Ailhaud la croyoit si utile (b), *que, s'anéantissant en la présence de Dieu, il crut certainement que c'étoit une grace singuliere dont il vouloit favoriser les hommes.* Mais il se garda bien de la divulger aussi-tôt, & de la garantir au public. Rempli de sagesse & de droiture, il ne voulut ni se tromper, ni tromper les autres. Il étudia les propriétés de sa Poudre avec une longue & scrupuleuse attention; pour s'assurer sans équivoque de ses véritables effets, il en usa constamment pour lui-même, & il en fit faire usage aux malades qui s'adressoient à lui : le flambeau de l'expérience éclairoit toutes ses observations; il pensoit que, dans une matiere si importante, on ne pouvoit apporter trop de précaution pour éloigner jusqu'à l'ombre du doute.

Dans ces épreuves multipliées, la Poudre surpassa les espérances de M. Ailhaud, & combla ses desirs. Les maladies les plus opiniâtres, qui résistoient à toute la Médecine, cédoient à l'efficacité de sa Poudre : il eut l'inexprimable consolation d'arracher d'entre les bras de la mort une foule de malades, que la Médecine abandonnoit après les avoir accompagnés jusqu'aux

----

(b) Traité de l'Origine des Maladies, pag. 15.

portes du tombeau. Alors il se crut obligé de faire connoître son remède. Sa conscience lui eût éternellement reproché d'avoir enseveli dans un silence criminel le don que Dieu lui avoit fait pour tous les hommes. Mais, toujours timide & modeste dans sa conduite, il ne monta point sur le *tréteau* que lui prête M. de la Porcherie (c), & qu'il eût mieux fait de réserver pour lui-même ; ni sur le *théâtre des empyriques*, où semble le placer un anonyme Italien (d) ; non : plus éloigné que ses censeurs du rôle de *charlatan*, il se contenta d'annoncer au public, plus encore par la guérison de ses malades que par ses discours, qu'il étoit l'Auteur d'une Poudre spécifique pour la guérison des maladies de l'homme ; qu'il la composoit avec soin, & qu'il la feroit distribuer à tous ceux qui voudroient en user.

Bientôt le bruit s'en répandit à Aix & dans les différentes parties de la Provence ; les talens & la probité connus de M. Ailhaud donnerent du crédit à sa Poudre ; mais le bien qu'en disoient ceux qui en ùserent, établissoit encore plus solidement sa réputation. M. Ailhaud jouissoit en secret du doux plaisir de ces premiers suc-

---

(c) Dans une Lettre écrite au Journaliste de Médecine, insérée dans son Journal de Décembre 1763.

(d) Dans une Lettre sur l'usage de la Poudre d'Ailhaud, 1763. A Lugano, *in-8°*, 26 pages. Nous rendrons compte de ces deux Lettres.

cès, il les voyoit croître de jour en jour ; déja il recevoit de bien des endroits des Lettres dictées par la reconnoiſſance. Une foule de perſonnes inconnues l'aſſuroit devoir à ſa Poudre la vie ou la ſanté ; & cependant M. Ailhaud n'avoit point encore développé aux yeux du public le fond de ſes opinions ſur la Médecine ; il n'avoit point mis au jour ſon ſyſtème ſur l'Origine des Maladies, qui l'avoit conduit à la découverte de ſa Poudre, & qui devoit former un grand préjugé ſur ſa bonté. Environ trente ans s'écoulerent depuis la naiſſance de la Poudre, juſqu'au moment où M. Ailhaud rompit enfin le ſilence que la prudence & la modeſtie lui avoient impoſé. Ce ne fut qu'en 1737 qu'il fit paroître pour la premiere fois ſon Traité ſur l'Origine des Maladies.

Qu'on me permette de réfléchir un moment ſur la marche de M. Ailhaud, & d'en pénétrer les motifs. Pourquoi ne pas publier tout à la fois la Poudre, & le ſyſtème qui devoit ſervir de fondement à la Poudre ? Pourquoi tant de lenteur à mettre au jour des écrits qui devoient faire connoître au public tout le prix du remède qu'on lui diſtribuoit ? Eſt-ce que M. Ailhaud ſe méfioit encore de l'exactitude & de la ſolidité de ſa théorie, puiſqu'il craignoit de la produire ? non certainement, il ne s'en méfioit pas ; il avoit eu tout le loiſir de la porter pour lui-même au plus haut degré de conviction &

d'évidence. Mais, s'il s'étoit preffé de communiquer fes idées au public, auroit-il pu fe flatter de les faire adopter fur fa parole ? il falloit détruire le préjugé général, qui affigne à chaque maladie une caufe particuliere, des remèdes différens : préjugé peut-être auffi ancien que la Médecine, confacré par le plus grand nombre des maîtres de l'Art, qui, fur cet objet, fe font copiés les uns les autres ; en un mot, c'étoit en quelque forte les principes fondamentaux de la Médecine, les axiomes reçus comme des vérités premieres, qu'il falloit attaquer & renverfer. Eût-il fuffi, pour réuffir dans une entreprife fi difficile, d'alléguer une expérience domeftique, inconnue au public, & d'autant plus fufpecte, qu'elle étoit plus contraire à toutes les opinions généralement accréditées ? Et M. Ailhaud, s'il eût publié fon fyftème en même temps que fa Poudre, n'eût-il pas dû s'attendre à les voir rejeter tous les deux fur l'étiquette, & à rendre inutile, par trop d'empreffement à procurer le bien des hommes, l'ineftimable remède qu'il leur avoit préparé par les plus longs & les plus pénibles travaux ?

M. Ailhaud, jaloux de la gloire d'être utile à fes femblables, prit la route la plus fûre pour y parvenir. Ennemi de toute préfomption, il ne compta pour rien la force de fon témoignage, & ne prétendit point captiver les efprits par fon autorité. Rempli de refpect pour le public, il

ne voulut ni contredire ſes idées, ni entreprendre de le détromper d'une erreur, qu'après avoir
mis ſous ſes yeux un corps d'expériences & de
lumieres, capable de frapper tous les eſprits &
de les perſuader. En un mot, il voulut conduire
à ſon ſyſtème, par les mêmes voies par leſquelles la nature l'y avoit conduit lui-même.

Dans cette vue, il ſe contenta d'abord de
faire connoître ſa Poudre. Il compta ſur ſes bons
effets, & il crut qu'ils devoient ſervir pour le
public, de fondement à ſon ſyſtème. En effet,
le moyen le plus court, & peut-être l'unique,
de démontrer l'unité de cauſe dans les maladies, & la poſſibilité d'une médecine univerſelle,
étoit de mettre ſous les yeux du public des
malades de toutes les ſortes, guéris par un ſeul
& même remède. En voyant les maladies les
plus diſparates, celles que la Médecine regarde
comme oppoſées, diſparoître par l'efficacité de
cet unique remède, l'eſprit le moins pénétrant
conçoit d'abord qu'il doit y avoir quelque choſe
de commun dans toutes les maladies, autrement,
il ne ſeroit pas poſſible que les opérations toujours uniformes de ce remède *unique*, délivraſ-
ſent l'homme de ces différentes infirmités ! On
conçoit encore que ce qu'il y a de commun
dans toutes les maladies, doit être le germe,
la cauſe premiere & proprement dite des maladies ; car ſi les cauſes premieres des maladies
étoient réellement diſtinguées, comment un re-

mède unique, qui n'attaque qu'une seule cause,
pourroit-il guérir deux maladies qui dériveroient
de deux causes différentes ?

Ces notions générales gravées dans tous les
esprits, non par les leçons de la Physique & de
la Médecine, mais par celles du simple bon
sens, promettoient à M. Ailhaud toute faveur pour
son système, dès qu'il auroit fait voir aux hommes ce remède singuliérement efficace, dont
l'usage détruiroit dans tous les cas possibles ce
qu'il y a de commun dans toutes les maladies,
je veux dire, leur principe & leur cause. Jusqu'alors le système, quoique très-simple & très-
raisonnable en lui-même, ne pouvoit faire fortune dans le monde, à cause de l'empire des
préjugés contraires ; & voilà sans doute la raison pour laquelle M. Ailhaud a demeuré si
long-tems sans le publier ; peut-on ne pas admirer sa rare prudence, sa pénétration & sa délicatesse !

Mais peut-on de même le féliciter sur l'heureux succès de ses combinaisons ? Et n'auroit-il
point porté trop loin ses prétentions, en se flat-
tant d'avoir trouvé ce remède sans égal, auquel
il donne le nom de Médecine universelle ? C'est
maintenant qu'il faut entendre, non M. Ailhaud
lui-même, qui seroit suspect en sa propre cause,
mais des témoins désintéressés, de toutes les
conditions & de tous les pays, qui, sans avoir
pu se concilier ensemble, ni être sollicités par

B v

M. Ailhaud en faveur de sa poudre, parlent de
ses propriétés, ou comme témoins oculaires,
ou, ce qui est encore mieux, d'après leur propre expérience. Si nous trouvons de nombreux
témoins en qui toutes ces qualités concourent,
tout Lecteur pourra, sans crainte d'erreur, juger
les prétentions de M. Ailhaud, & prononcer sur
sa Poudre & son système. Pourroit-on dans les
choses humaines, dans les discussions de fait,
appuyer un jugement, quel qu'il soit, sur des
fondemens plus solides ?

Or, dans le moment présent, le public a sous
ses yeux dix Recueils de témoignages qui déposent sur les propriétés de la Poudre d'Ailhaud.
Il se trouve dans ces dix Recueils, dix-huit cents
soixante & sept lettres qui sont comme autant de témoins qui rendent compte de ce remède (e) ; assurément le nombre est bien honnête, & je ne crois pas que dans aucune infor-
mation civile ou criminelle, on ait jamais requis, pour constater un fait, des dépositions
aussi nombreuses. Un simple coup d'œil sur la

(e) I.   Recueil . . . 197.
    II.   Recueil . . . 212.
    III.   Recueil . . . 139.
    IV.   Recueil . . . 140.
    V.   Recueil . . . 166.
    VI.   Recueil . . . 178.
    VII.   Recueil . . . 163.
    VIII. Recueil . . . 255.
    IX.   Recueil . . . 207.
    X.   Recueil . . . 200.
                                      } 1867 Lettres.

Table qui termine chaque Recueil , présente aussi-tôt la nomenclature effrayante de la multitude de maladies dont l'homme peut être atteint, & les témoins assurent à M. Ailhaud que sa poudre en a opéré la guérison (*f*). La plûpart même de ces maladies guéries par la Poudre, avoient auparavant résisté à toute la Médecine, ensorte que plusieurs des lettres de guérisons qui l'attestent, renferment en même temps une comparaison formelle de la Poudre avec les autres remèdes de la Médecine, & relèvent infiniment la vertu de la Poudre. Le grand nombre de ces lettres est un tissu d'éloges, de sentimens de reconnoissance, d'admiration, &c. On trouve dans quelques - unes, des guérisons qui tiennent du prodige, & si l'on pouvoit regarder comme morts, ceux que des Médecins ont déclaré ne pouvoir revenir de leurs maladies, on pourroit dire, d'après les témoignages cités, que la Poudre a ressuscité des morts. En un mot, il ne manque rien au fond des témoignages nombreux qu'a produit M Ailhaud, pour lui don-

---

(*f*) Nous n'entrons point dans le détail circonstancié des guérisons mentionnées dans les Recueils dont nous parlons. Il faudroit donner un extrait de toutes les lettres qui les composent, ce qui seroit ennuyeux par la longueur & l'inutilité. Nous supposons que la plûpart de nos Lecteurs ont déja parcouru ces Recueils, ou sont à portée de le faire, s'ils le desirent. Nous nous en rapportons à cette lecture, pour justifier l'exactitude de ce que nous avançons, & montrer que nous n'exagérons rien.

ner droit de conclure que fa Poudre eft véritablement une *Médecine univerfelle*, fi les témoins qui parlent, font tels qu'une faine critique a droit de les demander, c'eft-à-dire s'ils
font défintéreffés, de toutes les conditions, &c.
c'eft fur quoi doit porter maintenant toute l'attention du Lecteur.

Témoins défintéreffés. Et qui peut douter que
les auteurs des Lettres dont nous parlons n'aient
été pleinement défintéreffés dans la caufe préfente? Outre que plufieurs proteftent n'être gui-
dés, en écrivant, que par l'amour de la vérité,
ou par le bien de l'humanité, quel autre intérêt pourroit-on leur fuppofer? Qu'ils font liés à
M. Ailhaud ou à fa Poudre? Mais éloignés de
M. Ailhaud, ne le connoiffant point, n'étant
point connus de lui, n'eft-il pas évident que
leurs relations avec cet homme célèbre n'ont
pu être formées que par les admirables effets de
fa Poudre, & par la jufte reconnoiffance qui
les animoit, après avoir eu le bonheur d'en ufer?
Or, quels témoignages d'un plus grand poids,
que ceux qu'infpire le zèle du bien public, ou un
mouvement de reconnoiffance? Et quelle reconnoiffance moins fufpecte d'intérêt, que celle
qu'on témoigne librement à quelqu'un qui ignore
qu'on lui a obligation?

Témoins de toutes les conditions. C'eft un préjugé bien favorable à la Poudre, de voir qu'un
remède deftiné à l'ufage de tous les hommes

fans exception, réçoit de tous indiftinctement un tribut d'éloges, uniquement fondé fur fa bonté. Qu'on parcoure feulement les fignatures des Lettres qui compofent les dix Recueils, pourra-t-on n'être pas ébranlé, en rencontrant les noms de plufieurs Princes étrangers, de plufieurs Miniftres d'Etat, d'une multitude étonnante de perfonnes diftinguées dans l'épée & dans la robe, d'un Prélat refpectable (g), d'une foule d'Eccléfiaftiques & de Religieux, de Gentils-hommes, d'Avocats, de Bourgeois de Négocians, de Marchands, de gens d'affaires, &c? Comment récufer des témoins fi irréprochables? & fi leurs témoignages méritent créance, comment douter, après cela, de l'efficacité, de l'univerfalité de la Poudre?

Un Médecin incrédule demandera peut-être avec ironie s'il fe trouve beaucoup de Médecins foufcripteurs de ces Lettres de guérifons? Mais, outre qu'avec des fuffrages auffi décififs que ceux qu'on a cités, on pourroit, fans inconvénient, fe paffer de l'approbation de MM.

____

(g) Mgr l'évêque de Lifieux, qui dit dans fa Lettre, la derniere du neuvieme Recueil : « Il feroit à fouhaiter que ce Recueil fût plus répandu. il feroit connoître les propriétés de cette Poudre, & les fuccès qu'elle a eû dans les diverfes maladies où elle a été employée. ... Je ne fuis pas le feul ici qui fe loue de ce remède ; il eft nombre de perfonnes qui lui doivent la vie. Il a encore cet avantage que c'eft, de tous les purgatifs, le plus doux & le moins échauffant. »

les Docteurs, nous répondons à celui qui feroit cette queſtion : 1° Qu'il trouvera dans ſon cœur la raiſon pour laquelle il pourroit ſe faire ſans miracle que les divers Recueils ne préſentaſſent aucune Lettre écrite par des Médecins. 2° Que pour ſçavoir d'abord ſi l'on eſt malade, puis ſi l'on eſt guéri, l'on n'a pas beſoin de l'atteſtation du Médecin. 3° Que les dix Recueils publiés par M. Ailhaud, préſentent la ſignature de trente-deux Médecins, & de quatre-vingt-un Chirurgiens, adminiſtrateurs déclarés de la Poudre (*h*). Preuve évidente que dans les ames bien

---

(*h*) *I. Recueil.* Les ſieurs Bernard, Turrier, Feburier, *Chirurgiens.*

II. Recueil. MM. de Chevy, Paul Léon, Pierre Recupero, François Leblanc, Martin Piſcopo, J. B. Savoca, *Médecins.*

Les ſieurs Cau, Pieron, Didelot, Lacroix, *Chirurgiens.*

III. Recueil. MM. Humbert, Helling, Yzuriaga, *Médecins.*

Les ſieurs Flore, Legliſe, Daubanton, Laty, Deſlandes, Deroux, Fraichinet, *Chirurgiens.*

IV. Recueil. M. Selleron, *Médecin du Roi.*

Les ſieurs Montaut, Labourel, Gillion, Baſſet, Beauregard, Alibert, Tiſſandier, *Chirurgiens.*

V. Recueil. MM. Laveyſſiere, Eſprit de Lyon, Delafont, Vialon, Champion, *Médecins.*

Les ſieurs Pouget, Daſque, Ducoudrai, Bergé, Prieur, Junoy, Callian, Quilhet, Maſſé, Delpech, *Chirurgiens.*

VI. Recueil. M. Daviſard, *Médecin.*

Les ſieurs Bayard, Balme, Dubois, Délinieres, Vaquier, Piat, Dubans, Ferber, Gourſaud, Dargelos, Gillion, Malet, Serre, Palmade, *Chirurgiens.*

VII. Recueil. MM. Terris, Fleuri, *Médecins.*

Les ſieurs Maublanc, Faber, Balzac, Barret, Muteau de Roquemont, Ciſſey, Saint-Bris, *Chirurgiens.*

faites, l'intérêt de la vérité peut l'emporter sur celui des préjugés, de la jalousie, & même de l'esprit de Corps.

Témoins de tous les Pays. Il n'y a peut-être aucune Province en France, où la Poudre d'Ailhaud ne soit connue, & où elle n'ait fourni des preuves de sa vertu. Par un juste retour, l'Auteur de la Poudre a reçu de toutes les Provinces du Royaume des marques distinguées du cas qu'on y fait de son remède, & de l'estime qu'on y a pour lui. On peut encore s'en assurer par un simple coup d'œil sur les signatures des lettres citées : on en trouvera non-seulement de toutes les contrées du Royaume, mais même des pays étrangers, de la Savoie, de la Catalogne, de l'Espagne, de l'Italie, de la Turquie, de la Saxe, de l'Allemagne, de la Hon-

---

VIII. Recueil. MM. Malhié, Subrejons, Carton, *Médecins.*

Les sieurs Gerhard-Musch, de la Vigne Molard, Salanave, Duhard, D'Antreville-Godefroy, Hurel, Bouzon, Dorial, *Chirurgiens.* Loubens, & M. Le Maire, *Chirurgien du Roi & de sa Vénerie.*

IX. Recueil. MM. Baltasar Serviti, Cols, Jacques-Bernard Hummel, Estevé Bontet, *Médecins,* & M. Verchere pere, *Conseiller - Médecin ordinaire du Roi, Intendant des Eaux minérales de Bourbon-Lancy.*

Les sieurs Vinot, le Roy, Desjardins, de la Follie pere, Dathy, Riolle, Millot, Pautrie, Amouroux, *Chirurgiens.*

X. Recueil. MM. De la Bodiniere, Marc Perron, Alquie de Fonguillere, Challard, Barjol, *Médecins.*

Les sieurs Desnauve, Chandelet, Rousselot, Roy, Gremel, Bernard, Bouquet, Desroche, Garnier, Andrieu de la Vergniolle, *Chirurgiens.*

grie, quelques-unes du Nouveau-Monde. Un remède si répandu, n'ayant pour lui que ses propriétés invariables, employé par tant de mains peu expérimentées, & recueillant dans tous les pays des éloges mérités par des succès, peut-il n'être pas intrinséquement excellent? Et n'est-ce pas une vraie pitié, que la voix discordante de quelques Médecins prétende balancer l'impression favorable à la Poudre, qui résulte de tant de suffrages réunis ?

Il n'est pas inutile de remarquer que parmi les cent quatre-vingt dix-sept lettres qui composent le premier Recueil, il en est plusieurs écrites par des personnes distinguées, qui tiennent le premier rang à Aix même. Un premier président de la Cour des Comptes, un Conseiller au Parlement, deux Dames, quelques autres particuliers, entr'autres, des Chirurgiens du voisinage. Rarement est-on prophète dans sa patrie, & il faut que le mérite de M. Ailhaud & de sa Poudre soit bien incontestable, pour avoir moissonné des éloges, & des éloges si honorables dans une terre, où, pour l'ordinaire, on ne trouve que contradiction.

Témoins qui n'ont pu se concilier ensemble. Je ne crois pas qu'il puisse venir dans l'esprit d'aucun homme raisonnable, que les dix-huit cents soixante & sept Lettres publiées par M. Ailhaud, soient le fruit d'une ligue formée par ceux qui les ont écrites, pour donner de la réputation à la Poudre. Outre la difparité des conditions, & la diftance des lieux qui fépare tous ces Auteurs, & qui met une forte d'impoffibilité phyfique au projet d'une confédération, quel objet auroit-on pu fe propofer en proclamant un remède inconnu, dont la vertu auroit été douteufe ? On voit que l'hypothèfe d'une conciliation feroit abfurde : d'où il fuit que chaque Lettre n'exprimant que la façon de penfer du particulier qui l'a écrite, fi on les voit fe réunir à louer la Poudre, à l'admirer, c'eft que la Poudre a fçu mériter le fuffrage de tous, en faifant un bien marqué à tous.

Témoins qui n'ont pu être follicités par M. Ailhaud. Il femble encore inutile d'infifter fur cette circonftance ; car il n'eft perfonne qui ne voie d'abord que fi M. Ailhaud avoit été affez imprudent pour demander des certificats que fa Poudre n'auroit pas mérités, loin d'en obtenir des perfonnes refpectables qui lui en ont adreffés, il n'eût reçu de leur part que d'humiliantes mortifications. En effet, quelle eft la perfonne d'honneur affez complaifante pour certifier, furtout par la voie de l'impreffion, le contraire de ce qu'elle fçait, ou feulement, ce dont elle doute ? Et d'ailleurs comment M. Ailhaud auroit-il pu déterrer toutes ces perfonnes complaifantes, en tant d'endroits différens, & par quel appas les auroit-il fubornées ? Mais on ne fera peut-être pas cette injure aux foufcripteurs des dix-huit

cents soixante & sept Lettres. Aucun n'a cru compromettre sa probité, son honneur, en attestant la bonté de la Poudre d'Ailhaud; tous ont
cru rendre témoignage à la vérité ; tous ont
cru remplir un devoir, plutôt que faire un acte
de complaisance; ces Lettres renferment donc
le langage de la vérité, & c'est sur elle que la
Poudre d'Ailhaud fondera toujours son triomphe.

Enfin, *Témoins oculaires, ou qui parlent d'après
leur propre expérience, & par conséquent témoins
éclairés.* C'est ici sans contredit le plus fort argument que fournissent les dix Recueils cités, en
faveur de la Poudre d'Ailhaud. Des dix-huit
cents soixante & sept témoignages qu'ils renferment, il n'en est pas un seul qui n'ait été
donné par des témoins oculaires de sa vertu, ou,
ce qui est encore plus décisif, par des témoins
qui ne font que raconter l'heureuse expérience
qu'ils en ont faite. Le très-grand nombre est de
ces derniers. Or ces témoins étant désintéressés,
gens d'honneur & de probité, (ainsi que nous
avons droit de le supposer,) quel poids, quelle
force dans le parfait concert avec lequel ils ont
parlé de la Poudre, & dans tout ce qu'ils en
ont dit ? Ce n'est pas après avoir perdu leur
temps à la décomposer, ou à étudier les rêveries de ces spéculateurs oisifs qui l'ont vainement
tenté, que ces témoins ont porté leur jugement
sur ce remède. Des connoissances plus sûres ont

fervi de bafe à leurs raifonnemens. Affligés des maladies les plus férieufes , ils ont ufé de la Poudre , malgré les frayeurs cruelles que leurs Médecins tâchoient de leur infpirer contre ce prétendu cauftique ; ils ont été guéris. Voilà le fondement de tous les éloges qu'ils lui ont prodigués pour rendre hommage à la vérité & faire dépit à l'envie. Qu'on compare maintenant l'obfervation d'un M. Thiery , qui (en avouant qu'il ne fçait pas au jufte ce qui entre dans la compofition de la poudre,) prétend qu'elle eft un poifon , & les témoignages de ceux qui (après en avoir ufé,) l'appellent un remède divin : fe décider entre ces deux autorités , feroit-ce donc la matière d'un problême ?

Mais après tout ce qu'on a dit fur le caractère des divers témoins qu'a produit M. Ailhaud pour le jugement de fa caufe, les fuffrages du public équitable pourroient-ils encore être partagés ou indécis ? Dix-huit cents foixante & fept témoins tout d'un coup , & fi irréprochables, qu'à l'exception de deux , dont nous parlerons plus bas , & dont nous démontrerons victorieufement l'exactitude , les parties adverfes de M. Ailhaud n'ont jamais entrepris de les contredire. Que faudroit-il de plus , pour faire pancher la balance? Un Recueil fi confidérable des effets admirables , & *non conteftés* de la Poudre d'Ailhaud, pourroit-il laiffer le moindre nuage fur fa vertu? Dans une difcuffion de fait, où tous les témoins qui parlent, font *gens défintéreffés, de toutes les conditions, de tous les pays, fous les yeux ou en la perfonne defquels* ont été opérés les effets dont on veut conftater l'exiftence, peut-on defirer une preuve plus directe, plus complette, plus décifive ?

Pour donner encore plus de poids à ces témoignages, nous remarquerons que la maladie d'un homme & fa guérifon font des objets fi notoires, qu'il n'eft guère poffible d'y mêler de l'erreur. On fçait bien dans chaque pays, fi telle perfonne du lieu a été malade, ou non; fi elle l'eft encore, ou fi elle ne l'eft plus; fi elle avoit telle maladie, ou une autre; fi c'eft par l'ufage d'un tel remède, ou de tel autre, qu'elle a été guérie. Pour peu qu'on ait de fentiment & de pudeur, on ne s'avifa jamais de publier la fauffe relation d'une maladie, d'une guérifon, &c. En tout cas, il eft clair, dans la matière préfente, que fi, parmi les relations publiées par M. Ailhaud, il s'en trouvoit quelqu'une de fufpecte, le zèle qui dévore tant de Médecins antagoniftes de la Poudre, ne manqueroit pas d'éclaircir & de rectifier les inexactitudes de la relation. Sans doute, ils fe croiroient obligés de détromper le public abufé. On peut donc regarder comme irréprochables toutes celles qui font imprimées, puifqu'il n'y en a que deux qui aient été contredites, & dont nous garantiffons la juftification. Dès-là, les dix Recueils de guérifons qui ont

paru, pourroient être intitulés : *Hiſtoire vérita-*
ble & non conteſtée des admirables effets de la Pou-
dre d'Ailhaud, par gens déſintéreſſés, de toute
les conditions, de tous les pays, ſous les yeux, ou
en la perſonne deſquels ladite Poudre a mani-
feſté ſa vertu.

Mais, en ſuppoſant ce corps de preuves hors
d'atteinte, par le caractère des témoins & la nature des faits dont ils dépoſent, que reſtoit-il à
M. Ailhaud, que de conclure, comme une choſe
démontrée, *que toutes les maladies procèdent d'une*
ſeule cauſe; qu'un ſeul remède peut détruire cette cauſe,
& que ſa Poudre a les propriétés néceſſaires pour
opérer cet effet ? En avançant toutes ces nouveautés, M. Ailhaud ne fait qu'exprimer par une propoſition générale ce qui ſe trouve énoncé &
prouvé dans les détails particuliers des Lettres
imprimées. Car, dès que la Poudre donnée à des
malades de tout âge, de tout ſexe, de tout
pays, atteints de diverſes maladies, a pu les guérir
uniformément, d'une manière plus douce & plus
ſûre que les remèdes reçus juſqu'alors; pourquoi
ne pas dire, ce qui ſaute aux yeux de toute perſonne qui réfléchit, ſçavoir, qu'une ſeule cauſe
avoit engendré routes les maladies, & qu'une
ſeule médecine, qui a pu les guérir toutes, mérite à juſte titre le nom de *Remède univerſel ?* Et
cela ſuppoſé, le ſyſtème de M. Ailhaud, qu'eſt-il
autre choſe qu'une conſéquence légitime de toutes les Lettres de guériſons qui lui ont été adreſ-

fées ? On fent encore mieux à préfent, pourquoi M. Ailhaud n'a fait paroître fon fyftème que lorfqu'il a pu le mettre à côté d'un nombre fuffifant de Lettres de guérifons ? C'eft que, dans l'art de bien raifonner, on ne tire la conféquence qu'après avoir établi les prémiffes.

Mais ce préalable une fois rempli, il faut convenir que M. Ailhaud a enrichi le public de la découverte la plus intéreffante & la plus complette qui fe puiffe. Son fyftème, fans fa Poudre, eût montré à tout efprit impartial la poffibilité d'un remède univerfel ; mais, le faifant defirer, & ne le donnant pas, cette belle théorie n'eût laiffé que des regrets à l'homme. La Poudre, fans le fyftème, fût devenue un remède borné, affujetti en tout aux loix & aux incertitudes de la Médecine, qui ne l'eût employé que dans un petit nombre de maladies, & n'eût jamais penfé qu'elle pût être utile à toutes. Le fyftème & la Poudre réunis, fortant des mains de l'Auteur, foutenus par les expériences les moins équivoques, font un préfent complet, qui ne laiffe rien à defirer à l'homme pour fa guérifon. C'eft ainfi qu'en ont jugé tous ceux qui, dans leurs infirmités, ont eu le bonheur d'ufer de la Poudre. C'eft ainfi qu'en jugeront infailliblement toutes les perfonnes défintéreffées qui, n'ayant jamais fait ufage de ce remède, voudront prendre la peine de lire le Traité de M. Ailhaud & les Lettres de guérifons qui l'accompagnent. Sous l'impreſſion d'un ſyſtème bien raiſonné, & de tant de témoignages reſpectables qui lui ſervent d'appui, ſeroit-il poſſible qu'une perſonne éclairée fût d'un avis contraire ?

Cependant, il faut l'avouer ; M. Ailhaud n'a pas eu la conſolation de réunir avant ſa mort l'univerſalité des ſuffrages. Parmi ſes confreres ſurtout, il a trouvé des contradicteurs nombreux, des antagoniſtes ardens, & même des ennemis déclarés. Quel zèle dans quelques-uns à décrier la Poudre, le ſyſtème, & l'Auteur ! Imputations odieuſes contre le remède, déclamations ampoulées contre le ſyſtème, ſarcaſmes de toutes les ſortes lancés ſur l'Auteur ; c'eſt ainſi que le bienfaiteur des hommes, & le fruit de ſes travaux étoient accueillis par gens ſéduits, qui prenoient l'intérêt d'une paſſion pour celui de la vérité. Ces contradictions affligeoient M. Ailhaud, mais ne l'étonnoient point. Les ſuccès de ſa Poudre croiſſoient au milieu de ces clameurs injuſtes. Il étoit ſpectateur tranquille des victoires qu'elle rempor-toit tous les jours ſur ſes calomniateurs. A peine une bouche maligne s'ouvroit pour en dire du mal, que la reconnoiſſance & la juſtice en ou-vroit cent, pour en dire tout le bien poſſible. Il eſt même bon d'obſerver à ce ſujet que, mal-gré le grand nombre & la vivacité des adver-ſaires de M. Ailhaud, dans la claſſe des Médecins, il n'a paru de ſon vivant aucune critique rai-ſonnée, ni de ſon ſyſtème, ni de ſon Remède.

Les ennemis de l'un & de l'autre se sont toujours renfermés (sans doute pour de bonnes raisons) dans de frivoles discours, qui, tombant d'eux-mêmes dans le mépris & l'oubli, n'opéroient d'autre effet que celui de faire éclater la modération de M. Ailhaud, la bonté de son remède, la solidité de son système, l'impuissance & la malignité de ses censeurs.

En dédommagement de ces légères amertumes, M. Ailhaud recevoit d'ailleurs les plus grandes satisfactions. Non-seulement il pouvoit compter au nombre de ses approbateurs, tous ceux qui connoissoient son remède par expérience, tous ceux qui vouloient apprécier de bonne-foi les témoignages qu'il citoit en sa faveur ; il eut encore le bonheur de parvenir à la plus flatteuse de toutes les approbations : il obtint celle de notre auguste Monarque. Ce grand Roi, par tant de titres, le *Bien-Aimé* de ses peuples, n'a pas cru compromettre sa gloire, en devenant le rémunérateur de M. Ailhaud. A un premier bienfait accordé en 1745, (*i*) sa bonté en joignit un autre bien remarquable en 1753. (*k*) Les motifs de cette grace font trop d'honneur à M. Ailhaud, pour les passer sous silence. « Voulant, (est-il dit » dans le Brevet) *gratifier, & de nouveau reconnoître*

______

(*i*) La charge de Conseiller-Secrétaire.
(*k*) Le don du droit de Prélation, échu au Roi, à cause de l'acquisition de trois Terres, que M. Ailhaud venoit d'acheter.

les

» *les services* que le sieur Jean Ailhaud, notre Con-
» seiller-Secrétaire en la Chancellerie établie près
» notre Parlement de Provence à Aix, *rend au*
» *public par les longues & pénibles recherches* qu'il a
» faites dans la science de la Médecine, qui l'ont
» mis en état de trouver un secret composé uni-
» quement de simples, dont la bonté & l'usage
» sont excellens pour guérir plusieurs maladies,
» même les plus invétérées ; Nous lui avons fait
» & faisons don par ces présentes, signées de no-
» tre main, du Droit de Prélation, qui Nous est
» dû & échu, &c. » On voit que les graces du
Monarque sont attachées aux *services* que l'on rend
au *public*. C'est un Roi qui ne s'occupe que du
bonheur de ses peuples : mais combien n'est-il pas
glorieux à un de ses sujets, d'avoir pu, *par de*
longues & pénibles recherches, devenir utile à tous
ses Concitoyens, & leur rendre des *services* assez
importans, pour mériter que le Pere des peuples
daigne les *gratifier* & les *reconnoître* par des dons
multipliés ? On conçoit aisément qu'avec des témoignages aussi honorables, M. Ailhaud se con-
soloit sans peine de la critique de ses envieux. Son
nom déja gravé dans tous les cœurs équitables
& reconnoissans, devenoit ineffaçable dans le
souvenir de la postérité, par l'estime & les graces
du premier Monarque du monde. Son ambition
pouvoit-elle n'être pas satisfaite, & ses desirs
comblés ? Mais, sous un Roi si jaloux de connoî-

tre & de récompenser le vrai mérite , on a toujours de nouvelles graces à attendre , lorsqu'on sçait
se rendre toujours utile au public , M. Ailhaud
fils , ayant parfaitement remplacé M. son pere ,
par les soins qu'il se donne pour la composition
& la distribution de sa Poudre , a reçu de la
générosité du Roi trois bienfaits distingués , dont
nous croyons devoir faire mention ici. Le premier , en 1758 , a pour objet l'érection de
la Terre de Castelet en titre & dignité de Baronie , pour M. Ailhaud fils & pour ses descen-
dans. Nous remarquons avec satisfaction que le
motif de cette grace , exprimé dans les Lettres
du Monarque , est le secret de M. Ailhaud pere ,
qui *a été heureusement transmis* à son fils. Le second , en 1769 , est la libre circulation de la Poudre purgative dans tout le Royaume , avec
exemption de tous droits d'entrée & de sortie.
Le troisieme, en 1772, sont les Lettres-Patentes,
enregistrées au Parlement & dans tous les Conseils supérieurs , par lesquelles le Monarque confirme les différentes graces qu'il a ci-devant accordées au sieur Ailhaud , & lui donne de nouveau *le droit & la faculté de distribuer , vendre,*
& faire débiter , par telles personnes de confiance
qu'il voudra choisir ... la Poudre de sa compo-
sition , sans qu'il puisse être besoin de prendre à
l'avenir pour lui ou ses préposés , aucune nouvelle
autorisation plus expresse , ni de subir nouvel exa-

men pour quelque cause que ce soit, & sous le pré-
texte d'aucuns Edits , Déclarations , Lettres-Pa-
tentes ou Loix à ce contraires ci-devant établies, ou
qui pourroient l'être par la suite, &c. Le secret
de notre titre est toujours rappelé comme le titre
fondamental de ces glorieuses faveurs ; ensorte
que cet heureux secret est devenu pour MM.
Ailhaud, une source intarissable des graces les
plus flatteuses (*l*).

Nous croyons, après ces traits si honorables à
la famille de MM. Ailhaud , devoir terminer
cette partie des progrès de la Poudre & du système. Pouvoient-ils être plus beaux & plus ra-
pides ? Nous voyons ce précieux remède , uniquement porté par la renommée de sa vertu ,
passer du Midi de la France, jusqu'au Nord de
l'Allemagne , parvenir tout à la fois , en Espagne, en Italie , en Turquie , jusques dans le Nouveau-Monde ; obtenir en France , l'approbation
& la protection du Trône , & remplir tous les
espaces intermédiaires, du bruit de son efficacité ,
en répandant par-tout ses opérations bienfaisantes. Est - ce trop dire , que d'assurer avec

---

(*l*) Voyez à la fin de cet Ouvrage la copie exacte de
l'Arrêt du Conseil & des Lettres-Patentes, expédiés en
1769, ainsi que celles expédiées le 15 Mars 1772. Nous
transcrivons toutes ces piéces, pour justifier ce que nous
avançons , & satisfaire les personnes qui désirent rémon-
ter à la source des faits, & en voir les garants.

M. le Baron de Castelet (*m*), que M. son Pere *est mort comblé de gloire ?* Quel est celui de ses censeurs qui se flattera sérieusement d'en acquérir autant ?

Quoique nous croyons tous les Lecteurs entraînés par la force & la multitude de ces preuves à se décider en faveur de M. Ailhaud & de sa Poudre, nous prions encore qu'on suspende tout jugement. Il manqueroit quelque chose à l'apologie de ce grand homme, si, après l'avoir entendu plaider sa cause, & la soutenir par des moyens victorieux, on négligeoit d'écouter ses contradicteurs. Quoiqu'il soit de maxime en jurisprudence qu'on ne peut détruire une preuve positive par des preuves négatives, nous croyons pouvoir sans inconvénient accorder ce passedroit à nos adversaires, & faire dépendre, s'ils le veulent, le jugement du public de l'examen de leurs raisons & de leurs preuves. Nous allons les exposer dans la troisieme Partie, en instruisant le Lecteur sur le sort de la Poudre, depuis la mort de son Auteur jusqu'à présent. Cette partie de notre histoire nous semble la plus curieuse & la plus intéressante.

(*m*) Médecine universelle, dans l'Avertissement.

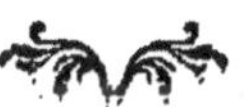

TROISIEME PARTIE.

Contradictions & Sort de la Poudre, depuis 1756 jusqu'en 1769.

LA pâle mort, qui, selon l'expression d'un Poëte (*a*), ne respecte ni la chaumiere du pauvre, ni le Palais des Rois, fit sentir ses rigueurs au célèbre Auteur de la Poudre. Armé de son précieux remède, il repoussa long-temps les traits de cette inhumaine ; &, malgré la foiblesse de son tempérament, jointes aux infirmités de sa jeunesse, il parvint contre toute apparence jusqu'à un âge très-avancé (*b*). Mais enfin la mort victorieuse de celui qui lui avoit arraché tant de victimes, le soumit à son empire, & lui fit payer le tribut dont elle n'exempte personne. Heureux de pouvoir dire en mourant qu'il avoit achevé un ouvrage utile à tous les hommes, & qui dureroit plus que le bronze ! Heureux de pouvoir se flatter qu'il ne mourroit point entierement, & que la meilleure partie de lui-même éviteroit le tombeau !

Cette portion de lui-même qui devoit lui sur-

_____

(*a*) Hor. lib. I, Od. 4.
(*b*) Il est mort âgé de quatre-vingt-deux ans, en 1756, & il faisoit un usage habituel de sa Poudre.

vivre, c'est sa Poudre purgative. Il en avoit confié le secret au sieur *Jean-Gaspard Ailhaud* son fils aîné, Docteur en Médecine, afin qu'il pût le remplacer dans les services qu'il avoit rendus aux hommes. Ce digne fils, héritier des instructions & des sentimens d'humanité de son respectable pere, ne s'occupa qu'à marcher sur ses traces, & à remplir les desirs du public. Il continua à composer avec le plus grand soin, & avec un égal succès, le remède dont son pere étoit l'Auteur.

Mais deux ans n'étoient pas encore écoulés depuis sa mort, qu'on vit paroître un Ecrit public contre la Poudre d'Ailhaud. On lit dans le Mercure de mois de Mai 1758, & dans le Journal Encyclopédique du mois de Juillet, même année, une Observation frappante *sur les effets mortels de cette Poudre ; par M. Thiery, Docteur Régent de la Faculté de Médecine de Paris.* Cette Observation fut suivie, un ans après, d'une Lettre du même Auteur, par forme d'éclaircissement sur la même matiere, & M. Thiery la fit publier dans le Mercure du mois de Mai 1759, & dans le Journal de Médecine du mois d'Août de la même année.

Un si bel exemple ne pouvoit manquer d'être suivi. M. *Lorentz, Docteur en Médecine au Neuf-Brisac,* parut sur les rangs en 1761, & fournit au Journaliste de Médecine, une Observation contre la Poudre, qui fut insérée tout au long dans le Journal du mois de Mars, même année.

M. *Delamaziere*, *Médecin Conseiller du Roi, Docteur Régent de la Faculté de Médecine en l'Université de Poitiers*, voulut partager la gloire de ses illustres Confreres ; & n'ayant aucun fait à alléguer contre la Poudre d'Ailhaud, il la décrie en passant, & par forme de hors-d'œuvre, dans des *Observations sur l'administration de la saignée & des émétiques*, &c. que le Journaliste de Médecine plaça dans son Journal du mois de Mai 1761.

M. le baron de Castelet, qui avoit laissé les Observations du sieur Thiery sans réponse, crut enfin devoir rompre le silence, & réfuter les Ecrits des sieurs Lorentz & Delamazière. Il adressa ses réponses au Journaliste de Médecine, M. *Vandermonde*, & celui-ci, refusant absolument de les publier, n'accorda, aux instances & aux plaintes de M. le Baron, qu'un *Avis*, dans lequel se déclarant partie contre la Poudre & les écrits qui la justifient, il apporte six raisons du silence qu'il s'impose sur tout ce qui peut favoriser le remède universel. Cet *Avis* du Journaliste, placé en Novembre 1761, est immédiatement suivi d'une *Lettre* de M. Geoffroy, Médecin de Paris, *au sujet de deux personnes empoisonnées par l'usage des Poudres d'Ailhaud*.

Le sieur *Barbeu Dubourg, Docteur Régent de*

la Faculté de Médecine de Paris, inséra dans sa Gazette du 31 Mars 1761, un article *pour & contre la Poudre d'Ailhaud*; & se bornant à l'office de rapporteur, il requit le jugement du public. L'Avocat *pour*, étoit le P. Félix, ancien Prieur des Augustins réformés de la Place des Victoires, & l'Avocat *contre*, étoit M. *Tissot*, *Docteur Médecin* de Montpellier, de la Société Royale de Londres, de l'Académie Médico-Physique de Basle, de la Société économique de Berne.

M. le baron de Castelet répondit à la note infamante du sieur Tissot, & adressa sa réponse au sieur Barbeu Dubourg. Environ quarante personnes lui écrivirent encore, même des pays étrangers, pour lui faire part de leur jugement en faveur de la Poudre ; mais le prudent Gazetier, qui, selon les apparences, ne s'attendoit pas à ce dénouement, suivit l'exemple de son illustre confrere M. Vandermonde, & se condamna tout-à-fait au silence.

La mort de M. Vandermonde arrivée dans ces circonstances, fit passer le Journal de Médecine entre les mains de M. *A. Roux, Docteur Régent de la Faculté de Médecine de Paris, Membre de l'Académie Royale des Belles - Lettres, Sciences & Arts de Bordeaux, & de la Société Royale d'Agriculture de la Généralité de Paris.*

Ce nouveau Journaliste publia dans son Journal de Décembre 1763, une Lettre de M. *Du-*

puy *de la Porcherie*, Médecin de Montpellier, ancien Syndic & Membre du Collége Royal de la Faculté de Médecine de Paris, *fur la mort d'une femme, huit heures après avoir pris une dofe de Poudre d'Ailhaud, à la fuite d'une fauffe couche.* A cette Lettre, inférée tout au long, le Journalifte joignit *une Obfervation de même efpece,* qui lui avoit été communiquée par M. *Rouffin, Docteur en Médecine,* & aggrégé au Collége des Médecins de Rennes.

Un Anonyme Italien fit imprimer à Lugano, dans le courant de la même année, une Lettre de vingt-fix pages, *in-8°*, contre la Poudre d'Ailhaud & fon Auteur. M. le baron de Caftelet a fait à cette Lettre une réponfe de cinquante-deux pages, *in-12*, imprimée à Carpentras, en 1764.

Le Journalifte de Médecine, toujours conftant dans fon zèle contre la Poudre, plaça dans fon Journal du mois de Juin 1764, *un Extrait de quelques Lettres, concernant les Poudres d'Ailhaud,* fur lefquelles il fait lui-même des réflexions tendantes à décrier la Poudre & fes apologiftes, & termine le tout par une nouvelle Lettre *de* M. *Delamaziere, touchant les Poudres d'Ailhaud,* qu'il tranfcrit tout au long.

Un fâcheux contre-temps a fufpendu la fécondité des plumes anti-Ailhaudiftes. Le procès intenté au fieur de la Porcherie, & l'Arrêt du Parlement de Paris, rendu contre lui le 27 Août 1766, a refroidi le zèle des Ecrivains, ennemis de la Poudre, ou celui du Journaliste de Médecine, qui s'étoit rendu leur écho. Son Journal a gardé un profond silence fur cette matière, depuis le mois de Juin 1764. L'unique ouvrage qui ait paru depuis cette époque, est une Brochure imprimée à Moulins, chez la veuve Faure, 1766. L'Auteur est *M. Pinot*, Médecin de Bourbon-Lancy. Par un premier écrit, il fait beaucoup de raisonnemens, & il cite trois Observations contre la Poudre d'Ailhaud. Par un fecond écrit, il réfute une Lettre favorable à la Poudre, insérée dans le troifieme Recueil de guérifons, publié par M. Ailhaud. Ces deux écrits ont allumé une querelle littéraire affez vive. Il a paru des *Lettres critiques* contre M. Pinot, imprimées à Carpentras en 1767. Nous en rendrons compte plus bas, ainfi que des réponfes de cet Ecrivain.

Voilà tous les Auteurs ennemis de la poudre, dont nous avons pu recueillir les ouvrages. C'est en tout, onze Médecins adverfaires déclarés de ce remède (c) : l'objet de leurs écrits, recom-

----

(c) MM. Thiery, Lorentz, Delamaziere, Vandermonde, Geoffroy, Tiffot, Dupuy de la Porcherie, Rouffin, l'Anonyme Italien, Roux, Pinot. On ne parle point ici des nouveaux écrits de M. Lorentz, ni des obfervations du fieur Houlfton, Médecin Anglois, non plus que de celles des fieurs Ayrault, Verdier, Oftend. On a répondu à ces Meffieurs, & leurs objections d'ailleurs n'ayant rien de nouveau, ni les faits qu'ils allégent rien de folide, l'Ami des Malades peut & doit être regardé comme la réfutation la plus complette & la plus victorieufe de toutes leurs affertions. Cependant, comme il est néceffaire que le Pu-

mandables fans doute par les qualités perfonnelles de ceux qui les publient, devi nt du plus grand intérêt pour le public, par le rapport effentiel qu'ils ont avec la fanté & la vie des hommes. Si aucune erreur de fait ou de droit ne s'eſt gliſſée fous la plume de ces refpectables Doc- teurs, nous n'avons qu'à gémir de ce que la funefte Poudre qu'ils attaquent n'a pas été enfeve- lie dans le tombeau de fon Auteur; & non-feu- lement nous foufcrivons avec joie, mais nous fol- liciterons avec zèle, l'arrêt de fa profcription. Cependant, comme nous avons fous les yeux, outre les écrits de M. le Baron de Caftelet, une foule d'autres écrits favorables à fa Poudre, don- nés par des mains éclairées & non fufpectes, que pouvons-nous de mieux pour nous décider fa- gement, que de pefer dans une même balance, les autorités refpectives qui fe combattent, de faire l'analyfe de leurs raifons, & de laiffer en- tiérement au jugement du public la décifion de ce procès intéreffant.

ARTICLE PREMIER.
Autorités pour & contre la Poudre.

Nous entendons ici par autorités pour & con-

---

blic connoiffe à fond tout ce qui concerne le Remède uni- verfel, afin qu'il puiffe porter à ce fujet un jugement plus prompt & plus fûr, nous exhortons les Lecteurs à par- courir ces Ecrits qu'ils trouveront prefque tous dans le Journal de Médecine, leur refuge ordinaire.

tre la Poudre, la comparaison pure & simple des suffrages qui l'approuvent avec ceux qui la combattent, sans entrer encore dans le mérite des raisons alléguées de part & d'autre. Cette comparaison ne peut point décider le fond de la question : elle doit seulement former un préjugé en faveur de l'opinion qui se trouvera appuyée sur des suffrages d'un plus grand poids. D'une part, ce sont onze Médecins éclairés, que nous reconnoissons de grand cœur pour gens d'honneur & de probité, & que nous supposerons encore, si l'on veut, à raison de leur réputation & des places qu'ils occupent, au dessus de tout soupçon d'intérêt personnel dans cette querelle ; c'est sans doute le seul zèle du bien public qui a dicté tout ce qu'ils ont écrit contre la Poudre.

D'autre part, ce sont près de deux mille personnes de tous les pays du monde, qui donnent les plus grands éloges à la Poudre, & se récrient contre les imputations odieuses par lesquelles on tâche de la noircir. Dans le nombre de ces Apologistes, nous remarquerons trente-deux Médecins, en qui l'on voudra bien supposer le même désintéressement & les mêmes lumieres que dans les Médecins de l'avis contraire ; quatre-vingt-un Chirurgiens, plusieurs personnes qui occupent le premier rang en diverses Cours, dans l'épée, dans la robe. Tous les autres particuliers dont les lettres composent les

dix Recueils de M. Ailhaud, n'ont rendu témoignage à la Poudre, que pour satisfaire aux
mouvemens de leur reconnoissance, ou remplir
un devoir de justice.

M. le baron de Castelet joint à tous ces suffrages, les deux bienfaits accordés par le Roi
à M. son Pere, & dont nous avons fait mention ;
il y joint ceux dont cet auguste Monarque a daigné le combler lui-même. C'est maintenant au
Public à apprécier ces autorités opposées, & à
prononcer en faveur de qui doit demeurer le préjugé de ces suffrages comparés & pesés dans la
balance de l'équité.

ARTICLE SECOND.

Analyse des raisons pour & contre la Poudre.

Comme les adversaires de la Poudre sont ici
les aggresseurs, il est de l'ordre d'exposer d'a-
bord leurs raisons, & de les présenter dans toute
leur force. Nous aurions bien desiré pouvoir faire
une analyse raisonnée de chaque écrit en particulier, mais le retour des mêmes idées, & la répétition des mêmes raisonnemens auroient répandu sur ce travail une langueur insoutenable.
Nous croyons parvenir à notre but, qui est
l'instruction du Lecteur, d'une maniere plus sûre
& moins ennuyante, en faisant un extrait suc-
cinct de tous ces écrits, & nous n'omettrons

affurément rien de tout ce qu'ils renferment d'effentiel, dès que nous aurons rapporté tout ce qu'ils avancent contre la Poudre de MM. Ailhaud, contre leur perfonne, & contre leur fyftême fur l'origine des maladies. Ces trois objets vont être la matiere de trois paragraphes, dans lefquels nous entendrons la juftification de MM. Ailhaud, & nous rapporterons tout ce qui peut favorifer leur caufe.

§. I.

Reproches faits à la Poudre d'Ailhaud.

Les principaux reproches qu'on fait communément à la Poudre d'Ailhaud, pour en interdire l'ufage, fe réduifent aux quatre fuivans.

1º La compofition de la Poudre d'Ailhaud eft inconnue; *& un fage Médecin ne doit point fe fervir d'un remède dont la compofition eft inconnue (d).*

2º Les Médecins qui ont fait l'analyfe de la Poudre, n'y ont trouvé que des élémens dangereux, de vrais cauftiques, des poifons déguifés (e).

3º Les effets violens de la Poudre atteftent fa caufticité. La mort des malades qui en ont pris

____

(d) Anonyme Italien.
(e) Thiéry, Merc. de France, Mai 1759, page 177.

& l'état de leurs entrailles après la mort en font la preuve.

4° Quand même la Poudre n'auroit pas les funeftes effets du poifon, & qu'elle feroit propre à la guérifon de quelques maux, pourroit-on dire qu'elle eft un remède univerfel pour tous les maux & pour tous les tempéramens ? & ce titre pompeux de *remède univerfel* ne doit-il pas la faire rejetter fur l'étiquette, comme un vrai remède de charlatan ? un remède univerfel eft-il feulement poffible ?

Expliquons tous ces reproches, & pour le faire avec plus de précifion & de netteté, faifons de chacun un titre féparé.

PREMIER REPROCHE.

La compofition de la Poudre eft inconnue, & un fage Médecin ne doit point fe fervir d'un remède dont la compofition eft inconnue.

On convient d'abord de part & d'autre que la compofition de la Poudre eft inconnue, & MM. Ailhaud ne rougiffent pas du myftere qu'ils en font. Nous examinerons plus bas, & nous difcuterons les motifs de cette conduite.

Mais un fage Médecin ne doit-il jamais faire ufage d'un remède dont la compofition eft inconnue ? Non, dit l'Anonyme, & il appuie fa réponfe fur *la louable coutume* établie par tout, *de choifir certaines perfonnes habiles dans la Médecine, pour veiller fur les lieux où fe compofent*

les médicamens, & sur *tant de soins* que la respectable Faculté apporte pour *connoître la fraude
où peuvent tomber les Apothicaires ;* qui, par
leur état & profession, manient toutes les drogues. *Comment, après cela,* dit-il, *un Médecin
éclairé pourra-t-il souffrir de sang froid l'usage
d'un remède dont la composition lui est non-seulement inconnue, mais qui, par mille autres circonstances, décèle une tromperie manifeste?*

Il suit de ce raisonnement, que les remèdes
les plus sûrs de la Médecine font ceux qui se
composent sous les yeux de ces *personnes habiles* dans l'Art, qui veillent au nom de la respectable Faculté *pour connoître* (& apparemment aussi pour empêcher) la fraude où peuvent tomber les Apothicaires. Bien loin de combattre cette assertion, nous l'adoptons en entier,
& enchérissant sur la délicatesse de l'Anonyme,
nous ajoutons que, dans certains remèdes sur-
tout, dont la perfection peut dépendre de la connoissance & du mélange exact des simples, les
yeux d'un Médecin sçavant & attentif font plus
nécessaires que jamais, & ne peuvent sans danger, être suppléés par ceux d'un Apothicaire
qui ne feroit que médiocrement instruit de sa
profession.

Mais cela supposé, quel jugement doit-
on porter de la Poudre ? Oublieroit-on que
MM. Ailhaud font Docteurs en Médecine, &
Membres de la *respectable Faculté ?* Et dès qu'il

eſt conſtant qu'il ſont décorés de ce titre honorable, & qu'ils préſident eux-mêmes à la compoſition de leur Poudre, pourquoi les vœux de l'Anonyme ne ſont-ils pas ſatisfaits? La Médecine a-t-elle, pour connoître, approuver & ordonner ſes remèdes, d'autres yeux que les yeux de ceux qu'elle reçoit dans ſon ſein? Et tous ces ſoins pour conſtater la bonté vraie ou préſumée de ces remèdes, & leur exacte compoſition, ne ſe réduiſent-ils pas à faire enſorte qu'ils ſoient autoriſés par le ſuffrage de quelqu'un de ſes enfans? Que reſte-t-il donc à deſirer, pour faire en Médecine un uſage légal de la Poudre? Toutes les règles que preſcrit l'Anonyme ne ſont-elles pas ſcrupuleuſement obſervées? Un Docteur en fait la découverte, & la juge ſalutaire. Ce même Docteur, & après lui ſon fils auſſi Docteur, veillent ſur ſa compoſition, & portent à ce genre de travail non-ſeulement les lumieres de leur profeſſion, mais encore celles que donne l'intérêt d'une réputation déja établie; celle que donne le zèle réel du bien public; celle encore, ſi l'on veut, que donne l'intérêt pécuniaire: peut-on avoir ſur les vertus & la préparation d'un remède, quel qu'il ſoit, des garans plus aſſurés que ceux qui ſe réuniſſent ici pour la Poudre?

Je m'adreſſe à l'Anonyme lui-même, & j'interroge ſa conſcience. Malgré *la louable coutume*

introduite par les soins de la Faculté pour la préparation des remèdes, coutume dont l'Anonyme
est si bien instruit, pourroit-il bien nous assurer que la composition des remèdes qu'il ordonne à ses malades, est toujours faite selon
les régles qu'il prescrit ? La connoissance qu'il
a *des fraudes où peuvent tomber les Apothicaires*,
& des abus qui peuvent se commettre en cette
partie, l'engage-t-elle à faire tout préparer sous
ses yeux, & à examiner avec soin si les drogues qu'on emploie ne sont point usées, gâtées ?
si la ressemblance des drogues ne fait pas prendre
l'une pour l'autre ? si les doses ne sont pas trop
fortes ou trop foibles ? si le mélange est fait
avec la précision nécessaire, &c ? Nous ne pen-
sons pas que ni l'Anonyme, ni aucun de ses confreres aient le front de répondre que telle est
leur pratique constante, & qu'ils ne s'en éloi-
gnent jamais : tout le monde sçait bien le contraire. Eh bien ! voyez l'inconséquence & l'injustice de l'Anonyme, il est sans inquiétude, quand
il confie la préparation d'un remède qu'il ordonne,
à des mains capables de *fraude*, de mal-adresse,
&c. & quand on lui propose un purgatif préparé sous les yeux d'un Docteur en Médecine,
d'un confrere qui le garantit, rien n'égale ses alarmes, il n'ose l'employer : il fait plus, il le décrie,
& soutient que *tout sage Médecin ne doit point
s'en servir*, parce que *la composition lui en est in-*

connue. Ah! Monſieur l'Anonyme, *pondus &*
pondus (*f*).

Et comment veut-on que M. Ailhaud ſe détermine jamais à rendre publique la compoſition
de ſa poudre? M. Dupuy de la Porcherie publie d'avance qu'on la tiendra dans la boutique
des Apothicaires, d'où elle ne pourra ſortir que
par l'ordonnance des Médecins..... qu'on ne la
preſcrira que dans certains cas.....ou plutôt
qu'on la ſupprimera tout-à-fait. Cette annonce
eſt-elle bien engageante pour arracher à un Auteur le ſecret d'une découverte qu'il croit utile
à tout le genre humain? La perſpective du ſort
qu'on prépare au fruit de ſes travaux, en le mu-
tilant, en l'enſeveliſſant ſous des lois rigoureu-
ſes, dans les boutiques des Apothicaires, peut-
elle flatter aſſez M. le Baron de Caſtelet, pour
le réſoudre à faire le ſacrifice qu'on lui demande?
Et quand même la Faculté, moins auſtère que
M. Dupuy de la Porcherie, promettroit toute
faveur, & toute liberté à la Poudre, M. le Baron de Caſtelet ne voit-il pas que, dès le moment qu'il auroit donné le ſecret de ſa compoſition, elle ſeroit livrée par-là même à tous les
Apothicaires ſçavans & ignorans? Une foule de
mains peu ſûres, qui, par *fraude*, par mal-
adreſſe, ou autrement, la défigureroient infailliblement, & priveroient le public du fruit qu'il

─────────────────────

(*f*) Prov. 20, 10.

peut en retirer, lorfqu'elle eft bien préparée ? On fçait affez ce qu'il en a coûté à plufieurs malades, pour s'être imprudemment confiés à certains diftributeurs clandeftins de ladite Poudre, & quels refforts odieux le prétendu zèle de fes adverfaires n'a pas eu horreur de mettre en œuvre pour la décrier. Que M. le Baron de Caftelet conferve donc fon fecret, & préfide par lui-même à la compofition de fa Poudre : fa probité, fon expérience, fes lumières répondent de la perfection du remède. Quant on fera sûr qu'il vient de lui, on n'aura point à craindre les omiffions, les équivoques, les négligences dans la compofition. L'interêt preffant de fon honneur l'engage à y donner toujours la plus fcrupuleufe attention. La réputation qu'il a juftement acquife dans tout l'univers, ne pourra fe foutenir que par la bonté perfévérante de fon remède.

Mais l'Anonyme ajoute que *depuis que la médecine exifte*, il n'y a aucun remède dont l'ufage fe foit introduit *fans en connoître les ingrédiens & leur dofe*. Que la prévention fait tomber dans de grandes bévues ! nous invitons feulement l'Anonyme à ouvrir le dernier écrit du fieur Thiery contre la Poudre (*g*), il y trouvera le nom d'une foule de remèdes donr l'ufage étoit introduit & commun dans la médecine avant qu'on en connût les ingrédiens. *Le quinquina,*

____

(*g*) Mercure de France, Mai 1759.

l'ipécacuanha, l'eau de Rabel, le kermès minéral, la panacée mercurielle, les gouttes du général Lamotte, &c. Perſonne n'ignore que le fameux Bremond ordonna le quinquina à Louis le Grand, avant que ce Monarque généreux eût acheté à grand prix, du Chevalier Talbot, le ſecret de ce remède qu'il communiqua au public. Il en eſt ainſi des autres dont nous ſommes redevables à nos Rois : la Médecine les a reconnus & éprouvés pour bons, avant qu'elle eût connoiſſance de leurs ingrédiens. A la vue des heureuſes expériences qu'on en faiſoit, nos Rois ont acheté le ſecret de ces remèdes, pour en faire préſent à l'humanité entière ; d'où il ſuit, contre l'Anonyme, que, *depuis que la médecine exiſte*, il y a bien des remèdes dont l'uſage s'eſt introduit, *ſans en connoître les ingrédiens & la doſe.* Et ne voyonsnous pas à préſent même, les fameuſes pillules de Beloſte, & le baume de vie du ſieur le Liévre, en grande recommandation dans la Médecine, quoiqu'on n'en connoiſſe point les ingrédiens ? n'a-t-on pas même inſtitué à Paris un hôpital expreſſément deſtiné à l'application des dragées antivénériennes du ſieur Keyſer, dont on ignore la compoſition ? pourquoi donc la Poudre d'Ailhaud ſeroit-elle réprouvée, par cela ſeul, que ſa compoſition eſt inconnue ? Pourvu qu'on la connoiſſe, comme on connoiſſoit le quinquina, l'ipécacuanha, l'eau de Rabel, &c. c'eſt-à-dire, par ſes bons effets, que faut-il de plus, non-

feulement pour en tolérer, mais pour en prefcrire l'ufage en médecine ? faut-il encore *l'affujettir à un rigoureux examen des Docteurs les plus
confommés*, comme veut l'Anonyme, & la mu-
nir *du fceau de leur approbation ?* je le veux bien ;
car je fuis accommodant, fur-tout quand il eft
queftion de l'intérêt public. Mais je demande
à l'Anonyme & au public fur quoi doit porter ce rigoureux examen des Docteurs les plus
confommés, & le fceau de leur approbation,
pour raffurer fur la vertu de la poudre, & lui
fervir comme de paffe-port en médecine ? eft-ce
la décompofition de ce remède qui doit être
la matiere de cet examen ? eft-ce fur l'étiquette
des ingrédiens qui y entrent, que doit être imprimé le fceau de l'approbation qu'on exige ?
non, dit l'Anonyme lui-même, c'eft par une
heureufe expérience que tout doit fe décider.
Qu'il foit muni, dit-il, *du fceau de leur approbation*, par une heureufe expérience. Eh bien !
MM. les Docteurs, contentez-vous, la Poudre
d'Ailhaud eft entre vos mains, auffi-bien que
la caffe, la manne & la rhubarbe. Vous pou-
vez exercer fur fes effets toute la rigueur de
vos examens, & fi, après l'avoir éprouvée, fa
vertu vous paroît équivoque, refufez-lui le fceau
de votre approbation, à la bonne heure. Mais
prenez garde que depuis plus de foixante ans,
le monde entier connoît la Poudre d'Ailhaud
par expérience ; que *l'heureux* fuccès de cette ex-

périence lui a déjà mérité le *sceau* public de l'approbation de trente-deux de vos confreres, & de quatre-vingt-un Chirurgiens ; que le secret de sa composition n'a point été un obstacle ni à sa vertu, ni aux suffrages sans nombre dont elle se trouve munie. Prenez garde enfin, que rien n'est si puérile & si digne du mépris public, que d'entendre dire à de graves Docteurs, à des Docteurs consommés, *qu'un sage Médecin ne doit point employer un remède dont la composition est inconnue*, lorsque d'autre part, *une heureuse expérience* lui en démontre l'efficacité.

SECOND REPROCHE.

Les Médecins qui ont fait l'analyse de la Poudre, n'y ont trouvé que des élémens dangereux, de vrais caustiques, des poisons déguisés.

Que de tourmens se sont donnés les Médecins ennemis de la Poudre, pour parvenir à en connoître la composition ? Que de laborieuses analyses ! mais quel en a été le fruit ? Nous n'osons le dire, qu'après avoir rapporté ce que ces Messieurs ont bien voulu nous en apprendre.

M. Thiery, dans son observation du mois de Mai 1758, nous assure que la poudre *est principalement résineuse*, & qu'il y a eu *en différens temps, quelque variété dans cette Poudre*. Tantôt c'étoit *un mélange de jalap, de scammonée, & de racine de squine.* Quelques années après, M. Rouelle, dont l'habilité, en fait d'analyses, est si connue, *trouva ..... que cette Poudre n'étoit autre chose que l'électuaire diacarthame .... à laquelle on avoit ajouté une grande quantité de sucre pour la masquer.* Dans le moment, où M. Thiery écrivoit, la poudre lui *paroît être un mélange de jalap, de scammonée, & de quelque tithymale, le tout torrefié, tant pour diminuer la virulence de ces drogues, que pour les déguiser.* Néanmoins la saison étant trop avancée (dans le mois de Mai,) pour se procurer des plantes propres à faire des essais décisifs, il n'ose prononcer absolument : seulement il lui *paroît*; mais il nous flatte que *de nouveaux essais, dès que la saison fournira des plantes fraîches, détermineront plus particuliérement les substances qui entrent dans cette Poudre dangereuse.*

On s'attend sans doute à trouver le résultat indubitable de ces nouveaux essais, dans les éclaircissemens que le sieur Thiery publia au mois d'Août 1759, & après un engagement aussi précis, il semble qu'on a bien droit de s'y attendre. Cependant, pour des raisons qu'il ne nous appartient pas d'approfondir, M. Thiery n'en dit pas un mot. Il se contente de rapporter en note, au bas de la page, une recette de la Poudre d'Ailhaud, qu'on lui a envoyée de Province, *où l'on trouve la lauréole, la diagrède, la gomme-*
gutte,

gutte, l'aloës, & la manne deſſéchée à l'étuve, avec l'abſynthe, la véronique, la verveine, la menthe & la pervenche. M. Thiery n'adopte ni ne rejette cette recette ſi différente de celle qu'il avoit donnée l'année d'auparavant, mais il ſuppoſe toujours que la Poudre eſt compoſée de *plantes cauſtiques . . . maſquées, mais non corrigées* ; il ajoute conſéquemment que c'eſt un *reméde dangereux, qui, ſelon les différentes circonſtances produira les effets d'un poiſon plus ou moins actif.* Voila quel eſt invariablement le jugement qu'il en porte. C'eſt ſon dernier mot.

M. Geoffroy, Médecin de Paris, attribue ſans détour à la Poudre, *l'activité d'un poiſon,* & aſſure que c'eſt un venin *d'une eſpéce d'autant plus dangereuſe, que les réſines s'attachant & ſe collant aux parois de l'eſtomac & des inteſtins, ne peuvent être chaſſées de ces cavités, où elles opèrent leur effet ſourdement ; enſorte que les plus grands accidens ne paroiſſent, qu'au moment où la gangrène commence à ſe former* (h).

M. Dupuy de la Porcherie Médecin à la Rochelle, plus humain en apparence, ne voit point dans la Poudre, *les caractères du poiſon* (i). Il conclut que *les drogues qu'on croit entrer dans la compoſition de la Poudre d'Ailhaud, ne ſont pas des poiſons par elles-mêmes . . . & que ſi elles*

(h) Journal de Médecine, Tom. 15, pag. 464.
(i) Journal de Méd. Tom. 19, pag. 531 & ſuiv.

D

le deviennent, ce ne peut être que par accident &
relativement, c'eſt-à-dire, ſuivant la maniere de
les préparer & de les appliquer. Cependant, pour
obvier à l'abus que l'on en fait, il veut qu'on la
tienne dans les boutiques des Apothicaires, & qu'elle
ne puiſſe en ſortir que par l'ordonnance des Médecins. Il eſpere dabord que ceux-ci retranche-
roient de ſa compoſition tout ce qui pourroit nuire,
ou bien mieux, qu'ils la ſupprimeroient tout-à-
fait. Il s'adreſſe enſuite aux Magiſtrats, & ſol-
licite de leurs lumieres & de leur équité, un
frein à la diſtribution de cette Poudre, même ſa
proſcription. On voit par-là que, malgré ſa modération apparente, M. Dupuy donne une idée
auſſi ſiniſtre de la Poudre, que ceux qui l'appellent rondement un poiſon.

M. Roux, dans le Tome 20 de ſon Journal de
Médecine, pag. 538, lui donne tout uniment ce
nom ; & à la page 540, il l'appelle un purgatif
draſtique. M. Tiſſot, un purgatif âcre, dont le
ſouvenir ne s'éteindra que quand toutes ſes victimes auront fini. L'Anonyme déja cité, dit que
c'eſt un purgatif très-violent, compoſé des remèdes
les plus âcres & les plus piquans ; & peut-être,
diroit-on vrai, ajoute-t-il, ſi on diſoit que c'eſt
un ramas de magiſter, de jalap, de gomme-gutte,
d'extrait d'eſula, de ſcammonée, de graciola &
autres ſemblables. M. Rouch, Apothicaire de Li-
moux, prétend que la Poudre d'Ailhaud n'eſt
autre choſe, que la tithymale ſéchée & miſe en

*poudre ;.... qu'un grand nombre de personnes ayant
péri par l'usage d'un purgatif* si violent, M. Ailhaud prit le parti de le tempérer en exposant *la
tithymale pulvérisée à un petit feu qui lui donne la
couleur brune, & en y mêlant un tiers du meilleur
chocolat* (k).

De cette variété d'opinions & de conjectures,
M. Dupuy de la Porcherie conclut, *qu'il n'est
pas aussi possible que le vulgaire se l'imagine, de
sçavoir au vrai par l'analyse, quelles peuvent être
les drogues qui entrent dans la composition de
quelque poudre que ce soit, si elle est un composé
de végétaux, & il ajoute que l'on acquiert tout
au plus des soupçons qui sont bien peu satisfaisans
pour des esprits solides.*

Il n'en faut pas plus, ce semble, pour effacer
toutes ces noires couleurs que des mains ennemies ont voulu répandre sur la Poudre. L'énu-
mération des *substances caustiques* qui la composent, n'est fondée que sur des *soupçons*, & la
variété de ces énumérations en est une belle
preuve. Ce sont des Sçavans qui ne veulent pas
rester courts, & qui, après avoir vainement
tenté de parvenir à la connoissance certaine des
ingrédiens de cette Poudre, se vengent sur elle,
de la résistance qu'elle oppose à leurs analyses.
Impatiens de ne pouvoir lui arracher le masque
qui la leur dérobe, ils lui disent des injures, ils

____

(k) Mercure de France, Octobre 1758, pag. 180.

l'appellent un *poifon*. Elle pourroit bien le devenir, fi jamais elle contractoit quelque chofe de la malignité de fes Cenfeurs.

Mais quand même toutes les *fubftances* qui entrent dans la compofition de la Poudre , feroient des *fubftances minérales corrofives* ; (ce que M. Thiery n'a pas ofé dire,) quand même ce ne feroit qu'un mélange de fublimé-corrofif, de vert-de-gris, de la belladona , de la ciguë, de l'aconit, de la jufquiame, &c. tous poifons avérés , les adverfaires de la Poudre feroient-ils pour cela fondés à la décrier, à la profcrire ? Il y auroit bien de l'inconféquence de leur part. Car cet *illuftre M. Tiffot*, dont M. Delamaziere a la modeftie de copier les oracles contre la Poudre (*l*), regarde comme *démontré* que les pillules de ciguë doivent être mifes *dans le petit nombre des plus grands remèdes de la Médecine, & malgré l'averfion naturelle* qu'il a pour les remèdes tirés *du genre des poifons*, il eft *pleinement perfuadé, que l'extrait de ciguë, préparé comme l'indique M. Storck, eft un remède toujours* innocent, *fpécifique dans plufieurs cas, qu'aucun autre ne peut remplacer, qu'on doit ordonner avec la plus entiere confiance, & dont il feroit très-fâcheux qu'on négligeât l'ufage* (*m*). Peut-on rien

---

(*l*) Journal de Médecine , Tom. 10, pag. 543.

(*m*) Avis au Peuple fur fa fanté , Tom. 2, à la Table des remèdes, dans la longue note du Nº 57, vers la fin. Edition de Paris , 1765.

ajouter à cet é'oge que M. Tiſſot fait de l'extrait d'un poiſon ?

D'autre part, M. Dupuy de la Porcherie, dans ſa belle Lettre *ſur la Poudre d'Ailhaud*, nous apprend que le ſublimé-corroſif a été d'un très‑grand *ſecours dans les armées, pour guérir du mal‑vénérien, lorſque des Médecins éclairés, ſages & prudens en ont dirigé l'application ſuivant la méthode de l'illuſtre baron Van-Swieten.* Il croit qu'on en peut *dire autant du vert-de-gris, dont l'uſage en Médecine eſt paſſé de la Chine en Eu‑rope*, aſſurant que les Chinois *le prennent inté‑rieurement* pour guérir certaines maladies. Il ob‑ſerve *que la belladona, la ciguë, l'aconit, la Juſquiame, la pomme épineuſe, & le napel, pré‑parés & appliqués ſuivant la méthode de MM. Storck, Lambergen, & autres Médecins diſtingués autant par leur ſcience, que par leur amour pour le bien public*, il obſerve, dis-je, *que ces di‑verſes ſubſtances réputées, il n'y a pas long-tems, pour des poiſons, opèrent des guériſons pour leſ‑quelles on avoit employé inutilement tous autres ſecours de l'Art.* Et de peur qu'on n'en doute, il prend pour garant le Journal de Médecine, dont il indique en note, dix-ſept endroits différens. Il *dit plus, & il oſe aſſurer qu'à force de recher‑ches, l'on parviendra à enrichir nos Pharmaco‑pées de quelques préparations de l'arſenic, pour prendre à l'intérieur* (*n*).

(*n*) Journal de Médecine, Tom. 19, pag. 511, & ſuiv.

Après de pareils faits qu'on publie avec confiance, dans le Journal de Médecine, comment les mêmes bouches qui les garantiſſent, oſent-elles s'ouvrir pour effrayer le public ſur l'uſage de la Poudre d'Ailhaud, ſous prétexte qu'elle eſt compoſée de plantes cauſtiques, de ſubſtances corroſives, &c. Je le veux bien pour un moment ; mais dès que la ciguë entre les mains de M. Storck, a pu devenir un reméde *toujours innocent*, & ſpécifique dans pluſieurs cas : dès que le ſublimé-corroſif préparé par Van-Swieten, a pu être d'un grand *ſecours* dans les maladies vénériennes : dès que le vert-de-gris, *pris intérieurement* par les Chinois pour les guerir *des vapeurs, de l'épilepſie, de la folie* : dès que *diverſes* autres *ſubſtances, réputées il n'y a pas long temps pour des poiſons, opérent des guériſons pour leſquelles on avoit employé inutilement tous les autres ſecours de l'Art* : dès qu'enfin l'arſenic peut *enrichir* un jour *nos Pharmacopées*, & devenir un reméde bon *à prendre à l'intérieur* : pourquoi *les plantes cauſtiques* qu'on a ſoupçonnées dans la Poudre, beaucoup moins dangereuſes par leur nature, que toutes les ſubſtances corroſives dont nous venons de parler, ne pourroient-elles pas être devenues entre les mains de M. Ailhaud, *un reméde toujours innocent, ſpécifique dans pluſieurs cas, qu'aucun autre ne peut remplacer, qu'on doit ordonner avec la plus grande confiance, & dont il ſeroit très-fâcheux qu'on négligeât l'uſage ?*

Et n'est-il pas bien étonnant que les mêmes Médecins qui viennent nous prêcher la ciguë, le sublimé-corrosif, le vert-de-gris & l'arsenic, entreprennent de décrier la Poudre, en affichant sur elle le vernis de poison? Quand on se rappelle sur-tout, qu'ils n'ont sur la composition de la Poudre, *tout au plus*, de leur aveu, que des *soupçons qui sont bien peu satisfaisans pour des esprits solides;* comment peut-on concevoir que des gens qui se respectent eux-mêmes, & qui prétendent à la confiance du public, aient pu se résoudre à élever sur un fondement si ruineux cet édifice d'accusations, de déclamations, & d'invectives, plus propre à servir de monument de leur inconséquence & de leur injustice, qu'à ternir la réputation du remède qu'ils attaquent (o)? Il ne leur reste qu'une ressource, & pour leur honneur, nous souhaitons qu'ils en profitent, c'est de dire qu'ils abandonnent tous les griefs qu'ils tiroient contre la Poudre, des prétendues analyses qui en ont été faites; d'avouer ingénuement qu'ils ignorent les vrais ingrédiens

------

(o) Si l'on mettoit en question, à qui l'on doit se fier de deux classes de Médecins, dont l'une promet à la société, l'heureuse découverte de l'arsenic en remède; & l'autre, une Poudre uniquement composée de simples, déja approuvée par un million de bons effets, y a-t-il un homme sensé, qui osât abandonder la Poudre pour courir après l'arsenic? On est surpris avec raison, de trouver l'annonce d'un pareil remède, dans un écrit destiné à décrier la Poudre comme un poison.

D iv

de ce remède, & que s'ils lui font encore des reproches, ce n'est plus sur sa composition qu'ils se fondent, mais sur ses effets pernicieux. Alors l'accusation paroîtra sérieuse, & digne de l'attention du public. On écoutera le détail des mauvais effets qu'ils attribuent à la Poudre d'Ailhaud, & si ces effets bien constatés sont *caustiques & violens*, comme l'assure M. Vandermonde (*p*), on applaudira au zèle qui les anime contre ce remède ; on leur sçaura gré de leurs observations ; l'estime du public, & le discrédit de la Poudre, en feront la récompense. Nous allons donc examiner ce nouveau plan d'accusations dans le reproche suivant.

Troisieme Reproche.

Les effets violens de la Poudre attestent sa causti-
cité. La mort des Malades qui en ont pris, &
l'état de leurs entrailles après la mort, en font
la preuve.

C'est une chose bien étrange que les adversaires de la Poudre ne puissent appuyer leurs imputations contre ce remède, que sur le témoignage des morts qui en ont usé ! N'échappe-t-il donc personne à l'action de ce dangereux poison, pour qu'on ne puisse consulter les vivans ? Et tandis qu'il existe un million de per-

---

(*p*) Journal de Médecine, Tom. 15, pag. 460.

sonnes en état de rendre compte , d'après le sens intime , des propriétés de cette fameuse Poudre, par quelle manie s'adresse-t-on toujours aux morts , & va-t-on chercher des dépofitions dans l'autre monde ? Veut-on nous rapprocher de ces siécles de ténèbres , où l'autorité des morts, que la fourberie faisoit parler à son gré, décidoit de tout ? Veut-on ramener à certains égards, la ridicule & barbare science des aruf-pices , pris dans les entrailles humaines (q) ? Qu'on y réfléchisse , & l'on verra- qu'il n'y a pas si loin, qu'on le penseroit bien, des obser-vations dont nous allons rendre compte , aux observations superstitieuses de la Gentilité.

La premiere obfervation qui ait paru contre la Poudre d'Ailhaud , eft celle de M. Thiery, publiée dans le mois de Mai 1758. Ce Docteur-Régent fut appelé auprès de M. Bocanne, prê-tre de la paroisse de la Magdelaine , fauxbourg Saint-Honoré , à Paris , & ce malade étoit dans un tel état , qu'après avoir examiné la langue, touché le ventre, tâté le pouls , M. Thiery ne *craignit point d'affurer* sur le champ, *qu'il y avoit gangrène dans les principaux visceres, & que le sieur Bocanne étoit perdu sans ressource.*

M. Thiery ne cache pas qu'avant de pronon-

(q) *Quid miferum, Ænea, laceras ? Jam parce sepulto.* Æneid. *lib.* 3.

Enée , pourquoi déchirez-vous un infortuné ? épargnez au moins un homme enfeveli.

cer cet oracle, il avoit *déja appris des personnes* de la connoissance du sieur Bocanne, non-seulement que ce Prêtre avoit pris *son remède ordinaire, (les Poudres d'Ailhaud,)* mais *qu'il en avoit pris neuf prises, les quatre à cinq premiers jours* de son indisposition, & *que néanmoins,* après une telle épreuve, il *avoit continué ses fonctions pendant toutes les fêtes de Noël.*

Malgré le peu d'espérance qu'avoit M. Thiery de sauver son malade, il eut la charité de ne pas l'abandonner, & *réfléchissant sur la composition de cette funeste Poudre,* qui lui parut *principalement résineuse,* il ordonna des remèdes calmans, adoucissans, & cependant le malade empiroit toujours. Que faire dans cette extrémité ? La mémoire du sieur Thiery vint au secours du malade & du Médecin. Le sieur Thiery se ressouvint *des succès heureux qu'il avoit souvent éprouvés de la térébenthine,* & quoiqu'il eût déja jugé qu'il y avoit *gangrène dans les principaux visceres,* occasionnée par l'action d'une Poudre *principalement résineuse,* il ne laissa pas d'ordonner *un mélange,* où la térébenthine *entroit en assez grande dose,* & ce mélange *fut pris en très-grande partie.* Heureuse inconséquence ! cette nouvelle résine, loin d'augmenter les maux du malade, parut les foulager sensiblement, & M. Thiery fut agréablement surpris le lendemain matin, de trouver *le pouls plein, fort, égal & sans intermittence.* Ravi d'un *changement aussi favorable,*

& fi peu attendu, l'efpérance du Médecin re-
naiffoit avec les forces du malade ; *mais trom-
peufe efpérance ! foins fuperflus !* la fcène chan-
gea bientôt ; M. Thiery fit faire une faignée du
pied, & appliquer *un large emplâtre véficatoire*
fur la nuque du col du malade, *à fept heures du
foir il n'étoit plus.*

Ce tragique dénouement ralluma le zèle du
fieur Thiery contre la Poudre d'Ailhaud ; il l'ac-
cufa de ce meurtre, & voulut chercher jufques
dans les entrailles du fieur Bocanne, des preuves de cette accufation. Il demanda qu'on lui livrât le cadavre, & M. le Curé de la Magdelaine fe prêta fans peine à fes defirs. A l'aide
des inftrumens du fieur Banniere Chirurgien,
M. Thiery s'ouvrit un chemin dans les parties
internes de cette infortunée victime ; il promena
fes regards à loifir fur le foie, la rate, les reins,
les poumons, qu'il trouva *de couleur de poix
noire, friables, fecs, gonflés*, femblables à différentes maffes d'amadou d'un brun foncé ; il
parcourut l'eftomac, l'épipléon, le duodenum,
qui fe trouverent auffi *pénétrés de cette finguliere
efpece de gangrène*, qu'on vient de décrire. Il examina le cœur, & il fe trouva *fi flafque & fi gros*
qu'il faillit ne le pas reconnoître. Il pénétra jufques dans le cerveau, où il remarqua *plus de
fermeté & de confiftance que dans l'état ordinaire*;
enfin, après avoir tout vu, tout confidéré, il
conclut que *tous ces accidens n'étoient produits*

que par sympathie & par l'irritation des entrailles
excitée par les Poudres d'Ailhaud, qu'il (M. Bo-
canne) étoit dans l'habitude de prendre.

Ce jugement de M. Thiery, tout respectable
qu'il est par les qualités personnelles de celui
qui l'a porté , n'a pas laissé d'éprouver de grandes contradictions. Le Pere Felix , ancien prieur
des Augustins de la Place des Victoires, & grand
partisan de la Poudre d'Ailhaud , osa le premier
s'en déclarer le défenseur & l'apologiste. Ami
de M. Bocanne, il sçavoit sur la maladie de ce
Prêtre diverses anecdotes qui alloient à la décharge entiere de la Poudre, & M. Thiery fut
forcé lui-même d'en convenir.

En effet , le Pere Félix représentoit à M.
Thiery, par une lettre du 13 Septembre 1758 ,
que M. Bocanne , loin de garder un régime
convenable les jours de purgation , s'étoit com-
porté de la maniere la plus irréguliere ; prenant
de mauvais bouillons, mangeant du cervelat,
du salé , & qu'il s'étoit mis au Confessionnal
pour les Fêtes de Noël, *avec une prise de Pou-*
dre dans le corps (r), qu'il avoit pris *neuf prises*
de Poudre, dans les quatre ou cinq premiers jours
de sa maladie, &c. M. Thiery ne pût désavouer
qu'il étoit instruit de toutes ces *énormes impru-*

____

(r) Traité du R. P. Felix , *sur la certitude du*
systéme & Poudre purgative de Messire Jean Ailhaud ,
pag. 31.

dences de M. Bocanne, & il convint de bonne foi, que ce Prêtre *devoit en mourir, quelqu'autre drogue qu'il eût prse* (s). D'ailleurs le Pere Félix avoit de très-fortes raisons de croire que M. Bocanne s'étoit servi de fausses poudres d'Ailhaud dans sa derniere maladie, & leurs mauvais effets ne prouveroient rien contre la véritable (t).

Enfin le Pere Félix rappeloit d'une maniere bien précise à M. Thiery, que, vers la fin de l'année 1758, *il courut dans Paris une maladie épidémique qui, à l'ouverture des corps, avoit précisément les mêmes caracteres que celle de M. l'Abbé Bocanne :* que MM. les Médecins, loin d'en attribuer les effets *à leurs remèdes, les attribuerent*

____

(s) Ibid. pag. 34.

(t) La maniere dont s'exprime le P. Félix paroît décisive sur cette circonstance importante. *M. Ailhaud,* » dit-il, prémunit sans cesse le Public contre les *Falsi-* » *ficateurs* de sa Poudre bienfaisante. Actuellement il y » en a trois dans Paris, lesquels inscrits dans les fastes » de la Faculté, la débitent impunément sous son nom : » deux ont voulu me suborner pour leur être favorable, » me l'offrant à meilleur marché.... *Je ne doute nul-* » *lement* que l'un des trois, dont la Poudre change, » dit on, le vin le plus rouge, en eau la plus claire, n'ait » séduit le sieur Bocanne mon pénitent, & *qu'il n'ait* » *été suborné, en la lui lâchant à quinze sols :* cet appas » de gain l'a induit en erreur, & lui *a fait abandonner* » *la véritable.* A ce trait de ménage je le reconnois ; *c'est* » *donc cette fausse Poudre* qui a produit les mauvais ef- » fets dont vous rendez compte au public ; vous ne sau- » riez en trop dire de mal. Je les ai suivis ces *Falsifica-* » *teurs,* ils ne font pas fortune, & celle de M. Ailhaud » excite la jalousie. » *Traité du P. Félix, pag.* 35.

à la maligne influence de l'air, & dès-lors il paroît affez fingulier de mettre fur le compte de
la Poudre d'Ailhaud, par rapport à M. Bocanne, ce que *la maligne influence de l'air* avoit
fait par rapport à tant d'autres malades, qui n'a-
voient fait aucun ufage de la Poudre.

C'en étoit affez de toutes ces obfervations,
pour ruiner celle de M. Thiery, & ce Docteur
parut défavouer lui-même fon ouvrage, en affu-
rant le Pere Félix *qu'il n'avoit pas condamné la
Poudre purgative de M. Ailhaud comme dangereufe, nuifible, pernicieufe, encore moins mortelle
par elle-même ;.... que c'étoit un bon remède,
&c.* (*u*) Affurément c'étoit bien en rabattre, &
il faut que le fieur Thiery fut bien convaincu
lui-même de la foibleffe & de l'erreur de fon
Ecrit, pour le contredire d'une maniere fi formelle. Auffi le Pere Félix n'en fut pas l'unique
Cenfeur. M. de Ruffy, Lieutenant Colonel du
Corps Royal de l'artillerie, fe croyant redevable de la vie à la Poudre d'Ailhaud, en prit hautement la défenfe dans une Lettre du 10 Juillet
1758, qui fut inférée dans le Mercure du mois
d'Octobre fuivant. L'on ne peut difconvenir que
cette lettre, écrite avec beaucoup de force &
de délicateffe, ne renferme beaucoup de nouvelles réflexions, capables de détruire les fçavans raifonnemens du fieur Thiery.

____

(*u*) Traité du P. Félix, pag. 33 & 34.

Notre ingénieux militaire saifit d'une maniere bien nette, à ce qu'il nous paroît, le vrai point de la queftion, & s'y attache uniquement. Il laiffe dire à M. Thiery tout ce qu'il veut fur l'état des vifcères du fieur Bocanne ; il les fup-pofe avec lui defféchés, friables, calcinés, fi l'on veut ; mais il lui *femble que les conféquences que ce Médecin a tirées des qualités malfaifantes des Poudres, par l'infpeftion des parties viciées, gangrénées, du cadavre dont on a fait l'ouverture, ne font pas entiérement juftes.* Car, dit-il, fi M. Thiery eût voulu faire attention que nombre de perfonnes qui n'ont jamais ufé de la Poudre, *ont péri du même mal, que l'appauvriffement du fang ou fa coagulation peut feule, fans aucun fecours étranger, produire cet effet :* en un mot, que les vifceres peuvent fe gangrener par un vice naturel, il ne fe feroit pas preffé de pro-noncer l'arrêt qui profcrit l'ufage des Poudres.

D'ailleurs, pourfuit M. de Ruffy, M. Thiery n'ignore pas fans doute que ces Poudres, qu'il fuppofe produire des effets fi funeftes, font le remède ordinaire de quantité de gens qui s'en louent, qu'elles ont tiré des portes du trépas. Ces gens-là font-ils donc, ainfi que Mithridate, familiarifés avec le poifon ? mais au moins faut-il convenir que quand ils en ont fait les pre-miers effais, quand elles ont opéré les premiers effets, ils ne l'étoient point encore : quelle caufe favorable les a préfervés d'un cauftique auffi mordant ? comment fe peut-il que depuis quinze ans que j'en fais ufage, que j'en ai pris plus de trois cents prifes.... je ne fois pas entiérement calciné ? c'eft un phénomène qui mériteroit bien d'être expliqué.

Au furplus M. de Ruffy ajoute que M. Bocanne lui ayant écrit dans le mois de Septembre 1756, pour le confulter fur l'ufage des Poudres, ce prêtre fe plaignoit d'un grand feu dans les inteftins, & lui marquoit qu'il paroiffoit par intervalles fur la peau, de petites taches noires ou livides. N'étoient-ce point là, indépendamment de la Poudre, les premieres étincelles de ce feu, qui couvant toujours dans les entrailles du fieur Bocanne, les a enfin gangrénées au bout de dix-huit mois ?

Enfin M. de Ruffy fe rappelant les guérifons qu'il a vu opérer fur un nombre infini de perfonnes attaquées, les unes de maladies aiguës, les autres de chroniques, demande fi ces guérifons ne font que fantaftiques ? feroit-ce encore une illufion, ajoute-t-il, que la guérifon d'un foldat, dont le bataillon a été témoin, le mois dernier, qui par le moyen de huit prifes de ces Poudres, a été guéri, tout en faifant route, d'une pleuréfie, point de côté, fluxion de poitrine, & crachement de fang, accompagnés de fiévre ardente ? & il conclut par dire que fi M. Ailhaud n'eft pas un bon Médecin, il doit être regardé comme un grand magicien.

Il n'en falloit pas tant pour faire tomber sans ressource l'observation du sieur Thiery : mais il en coûte toujours à un pere de voir la destruction de ses enfans, & la tendresse du sieur Thiery pour son nouveau-né, le pressa de rompre le silence, quand il vit les coups redoublés qu'on lui portoit. Il reprit la plume avec un nouveau courage, & il vengea son premier écrit, par un second qui fut inséré dans le Journal de Médecine du mois d'Août 1759.

La prudence de l'auteur fut telle, qu'il ne dit pas un seul mot de toutes les imprudences de M. Bocanne, dans l'usage de la poudre ; encore moins parla-t-il de ses conversations avec le Pere Félix, & des aveux favorables à la poudre que ce religieux lui avoit arrachés. Mais après avoir témoigné combien il étoit scandalisé de voir un militaire qui s'avise de résoudre *un problême de médecine*, il se met en défense, & il observe, 1º que l'espèce de gangrène dont il a parlé dans sa relation, n'est pas *un cas ordinaire dans la pratique médecinale* (*x*) ; 2º qu'on ne peut regarder cette altération, que *comme l'effet d'une fiévre pestilentielle précédente, ou d'un redoutable poison* (*y*) ; 3º que M. Bocanne n'avoit au commencement qu'une simple fiévre catarrale, *puisqu'il ne régnoit dans Paris, à la fin de 1757,*

(*x*) Journal de Médecine, Août 1759, page 169.
(*y*) Ibid. page 169.

& au commencement de 1758, aucune sorte d'épi-démie; 4° enfin, que les remèdes employés dans la maladie de M. Bocanne, furent principalement des adoucissans & des mucilagineux. De toutes ces observations réunies, M Thiery se croit en droit de conclure que M. Bocanne a été *em-poisonné par les poudres dont il faisoit usage depuis long-tems, & qu'il avoit prises nommément, dans le commencement de sa maladie.*

Pour mettre nos Lecteurs en état d'apprécier cette conséquence, nous allons faire quelques cour-tes réflexions sur les prémisses.

1°. *La gangrène des viscères de M. Bocanne, n'est pas un cas ordinaire dans la Médecine.* Tant mieux : c'est un grand préjugé en faveur de la pou-dre, car il s'en fait une si grande consommation par-tout, que si ce remède produisoit une espèce de gangrène singuliere, on la rencontreroit sou-vent dans la pratique médecinale, & ce ne se-roit plus un cas rare. Dès que M. Thiery le juge tel, il ne peut être l'effet de la Poudre d'Ail-haud.

2°. *On ne peut regarder cette altération, que comme l'effet d'une fièvre pestilentielle, ou d'un re-doutable poison.* Voilà sans contrédit une opi-nion bien hasardée, & que M. Thiery auroit bien de la peine à prouver. Car qui connoit assez le méchanisme du corps humain, pour prononc-cer avec assurance que cette espèce d'altéra-tion ne peut provenir que de ces deux causes ?....

Et en fuppofant cette opinion comme vraie, quel intérêt peut avoir la Poudre d'Ailhaud au défaftre de M. Bocanne, s'il eft vrai que ce prêtre fe foit fervi de fauffes poudres? ou feulement, s'il eft vrai qu'en fe fervant des véritables, il a commis les plus énormes imprudences, foit dans la quantité qu'il en prenoit, foit dans le pernicieux régime qu'il fe prefcrivoit? L'équité permet-elle d'imputer a un remède, les fâcheufes fuites qui réfultent d'une foule de combinaifons qui lui font étrangères?

3º. *M. Bocanne n'avoit au commencement qu'une fimple fiévre catarrale, puifqu'il ne régnoit à Paris, à la fin de 1757 & au commencement de 1758, aucune forte d'épidémie.* Les re'ations ne s'accordent point du tout fur cet article. Le Pere Félix articule d'une maniere pofitive une épidémie dans Paris, que les Médecins attribuoient à *la maligne influence* de l'air, & qui, à l'ouverture des corps, *avoit précifément les mêmes caractères que celle de M. l'Abbé Bocanné.* M. de Ruffy parle de cette épidémie, comme d'un fait inconteftable. Dans cette diverfité de relations, que dit la raifon? Elle veut qu'on admette les faits atteftés par gens d'honneur qui difent qu'ils s'en fouviennent, & qu'on regarde comme un défaut de mémoire, l'omiffion d'une hiftoire qui les contefte. En fuivant cette méthode, l'on conviendra que la fiévre catarrale de M. Bocanne étoit jointe à l'épidémie qui avoit couru dans

Paris, & l'on n'imputera plus à la poudre d'Aïl-haud, un effet résultant de l'épidémie, dont la malignité gangréna malheureusement bien d'autres viscères que ceux de M. Bocanne (*z*).

(*z*) Le Journal de Médecine des mois de Janvier & Février 1758, rend un compte très-détaillé de cette épidémie, & de la gangrène qu'elle causoit dans les viscères de ceux qui en étoient attaqués. Voici ce qu'on lit dans le Journal de Janvier, Tom. 8, pag. 84. « Une maladie » moins commune, mais plus funeste que la petite vé-» role, est celle qui *s'est répandue avec tant de ravage*, » dans un des couvens de Religieuses de cette Ville . . . . » on a très-faussement attribué dans quelques papiers pu-» blics, la cause de cette épidémie au vert-de-gris . . . . » on ne doit en accuser que la *mauvaise qualité de l'air*, » *& la disposition plus ou moins grande à la putréfaction* » *& à la gangrène*. Quoi qu'il en soit, cette *épidémie* » n'étoit, selon toutes les apparences, *qu'une fièvre pu-» tride gangréneuse* ; car dans les cadavres qu'on a ou-» verts, on a trouvé les *poumons gangrénés*. »

Le Journal du mois de Février, page 162, n'est pas moins exprès : « Les consultans, (y est-il dit,) étant » convenus que les causes de la maladie étoient obscures » & fort enveloppées, demanderent avant de se séparer, » qu'on ouvrît la premiere personne qui mourroit : Madame » de Soubeyron rendoit l'ame, & l'ouverture en fut accor-» dée aux Médecins, pour le lendemain à huit heures.

» Le lundi matin à huit heures, l'ouverture du corps » de Madame de Soubeyron fut faite ; on se borna à exa-» miner la poitrine, & on trouva l'extrémité du lobe » droit, qui regarde le diaphragme, *noire*, *gorgée d'un* » *sang qui visoit à la pourriture*, & presque tout le lobe » gauche *aussi noir*, *gonflé & engorgé*, *presque adhérent à* » *la partie postérieure de la poitrine*, *couvert d'une coënne* » *gluante* ; en l'ouvrant avec un scalpel, il en sortit une » sérosité rougeâtre & purulente, semblable à peu près à » celle qu'on tire d'un entrax. » Nous laissons à M. Thiery le soin de concilier sa narration, avec les faits que le Journal de Médecine atteste, & au public le droit de juger si M. Thiery pouvoit avoir ignoré, ou oublié des faits si récens & si remarquables.

4°. *Les remèdes employés dans la maladie de M.* *Bocanne furent principalement des adouciffans &* *des mucilagineux.* Cela peut être. Leur infuccès ne doit étonner perfonne : tous les jours la pratique médicinale fournit de pareils exemples. L'efpèce de ces remèdes prouve feulement que le fieur Thiery n'a point influé par leur adminiftration, dans la gangrène des vifcères du fieur Bocanne ; perfonne ne l'en avoit accufé, & cette apologie eft fuperflue : mais je ne vois pas par quelle heu-reufe foupleffe de génie, M. Thiery conclut de cette derniere obfervation & des précédentes, que *M. Bocanne a été empoifonné par les poudres* *dont il faifoit ufage depuis long-tems, & qu'il avoit* *prifes nommément dans fa derniere maladie.* En effet, M. Thiery voudroit-il nous perfuader que fi les vifcères d'un mort fe trouvent gangrénés, calcinés, il ne faut imputer ce défaftre qu'aux remèdes qu'il a pris, & point du tout au ca-ractère & à la malignité de fa maladie ? ce fe-roit bien mal entendre les intérêts de fa pro-feffion, que d'établir de tels principes, & M. Thiery a trop d'efprit pour ne pas en fentir la fauffeté & les fâcheufes conféquences. Mais il eft évident qu'en rejetant le principe erroné, il faut auffi rejeter la conclufion de M. Thiery con-tre la poudre d'Ailhaud, & convenir que les rap-ports de ce remède avec la gangrène des vif-cères de M. Bocanne, demeurent entiérement à démontrer.

Je ne fuivrai pas cet écrivain dans l'heureufe explication qu'il donne des guérifons furprenantes que M. de Ruffy lui oppofe. Il les compare aux guérifons que le fublimé-corrofif ou le vert-de-gris ne manqueroient pas de procurer à des centaines de malades, fi on en faifoit prendre à des millions d'hommes. Voilà donc la poudre mife au niveaux de deux poifons des plus violens, par ce même M. Thiery qui difoit au P. Félix, *qu'il n'avoit pas condamné la poudre d'Ail-haud, comme dangereufe, nuifible, pernicieufe, encore moins mortelle par elle même...... que c'étoit un bon reméde, &c.* Si ce n'eft pas là fe contredire, j'ignore ce que c'eft que contradiction. Il eft fâcheux feulement que pour démontrer l'exactitude de cette comparaifon fi bien imaginée, M. Thiery n'ait pas achevé le tableau, en prouvant par de bons témoignages que fur quelques milliers de guérifons opérées par la poudre d'Ailhaud, il eft arrivé quelques millions de morts violentes, caufées par ce poifon? M. Thiery conviendra fans peine que l'exemple unique de M. Bocanne, fût-il auffi concluant qu'il paroît le croire, ne remplit pas le vuide immenfe de plufieurs millions qu'exigeroit l'intégrité de fa comparaifon. Il eft à croire que M. Thiery abandonnera cette fingulière opinion, plutôt que d'en entreprendre la preuve.

Paffons à la feconde obfervation qui eft celle de M. Lorentz, Docteur en Médecine au Neuf-

Brisac. Un Militaire, âgé de cinquante-cinq ans, prend *une dose de poudre d'Ailhaud*, pour se guérir d'une fièvre continue. La poudre opere trop, & lui procure *une superpurgation avec des vomissemens de sang*. Cependant la fiévre cesse, mais elle revient ensuite, & le malade se livre sans réserve aux soins de M. Lorentz. Quelque vaste que soit la sçience de cet habile Docteur, la maladie résiste à toutes ses ordonnances; huit mois se passent dans une succession continuelle des remédes les plus étudiés de la part du Médecin, & des tourmens les plus cruels de la part du malade. Enfin, la mort s'approche pour délivrer cet infortuné Militaire, & le flambeau qui éclaire son agonie, découvre à M. Lorentz la véritable cause du mal qu'il avoit ignorée jusqu'alors; c'est-à-dire, l'existence d'un virus vénérien, qu'il n'étoit plus temps de détruire. Le malade expire; &, quoique M. Lorentz, qui gémit d'avoir été informé si tard de cette cause redoutable de la maladie, doute encore si, *dans les commencemens* qu'il vit le malade *il auroit été à temps de la combattre*; néanmoins après la mort de son malade, ce n'est plus au virus vénérien qu'il attribue tous les symptômes de la maladie, & sa tragique fin; *l'histoire* qu'il nous fait *de la maladie, & l'ouverture du cadavre, lui prouvent que le velouté de l'estomac a été déchiré par l'action trop vive des poudres d'Ailhaud...; & que ce dérange-*

ment d'eſtomac a été l'origine de la fiévre lente & de ſes ſuites. Il avoue cependant que *jamais cette poudre* (priſe huit mois auparavant) *n'eût eu des ſuites auſſi fâcheuſes*, ſi elle n'avoit rencontrée des viſceres viciés de la vérole, & une lymphe épaiſſie & ſéchée par le même virus. C'eſt donc l'action trop vive de la poudre d'Ailhaud, qui a déchiré le velouté de l'eſtomac, & c'eſt ce dérangement d'eſtomac, occaſionné par la Poudre, qui a été l'origine de la fiévre lente & de ſes ſuite. Voilà les deux accuſations capitales de M. Lorentz contre la Poudre; il eſt de notre devoir de les diſcuter.

1° *L'action trop vive des Poudres d'Ailhaud a déchiré le velouté de l'eſtomac.* Que M. Lorentz me permette de lui faire à ce ſujet quelques queſtions. Cette redoutable vérole, qui avoit *vicié les viſceres* du malade, *épaiſſi & ſéché ſa lymphe*, n'avoit-elle point travaillé ſur l'eſtomac & concouru avec la Poudre, pour en déchirer le velouté? Si ce virus n'y a point contribué, comment & pourquoi l'eſtomac étoit-il à l'abri de ce venin, tandis que de l'aveu de M. Lorentz, les autres viſcères ont été *viciés* par ſon action? Si, au contraire, ce pauvre eſtomac a été déchiré par le malheureux concert de la Poudre, & du virus vénérien, pourquoi n'attribuer ce déſaſtre qu'à la Poudre? Et comment a-t-il pu ſe faire, qu'à la ſuite de cette action cauſtique de la Poudre & du virus, le malade ait

pu

pu être quelque temps sans fièvre, & survivre huit mois à la cruelle opération de son estomac déchiré? Quelqu'idée que nous ayons des grands talens de M. Lorrentz, nous doutons qu'il puisse nous donner sur ces questions, des réponses satisfaisantes. Et à dire vrai, nous sommes dans un singulier étonnement de voir qu'un Médecin rempli de lumieres, & qui reconnoît dans son malade, un virus vénérien enraciné, une fièvre hectique caractérisée, cherche dans un remède isolé, dont l'effet momentané fut des plus heureux, la source de tous les maux qui conduisirent ce malade au tombeau par un chemin parsemé de tourmens. Pouvons-nous retenir une réflexion qui nous échappe? S'il falloit attribuer le triste état de cet infortuné Militaire aux remèdes qu'il a pris, & non au germe fatal qu'il portoit en lui-même, M. Lorrentz auroit-il dû rendre un compte si détaillé de ceux qu'il a administrés pendant l'espace de huit mois? Un court extrait de la relation qu'il en fait lui-même, a de quoi faire frémir. Nous le plaçons en note au bas de la page (*a*), non

____

(*a*) Les premiers remèdes furent des saignées, des minoratifs, des délayans, des apozèmes adoucissans, des calmans somnifères, des anti-émétiques, &c. le tout sans succès.

L'on recourt aux fébrifuges avec précaution ; le quinquina est marié aux pectoraux, aux édulcorans, aux rafraîchissans, *mais le tout en vain.*

M. Lorrentz essaye des stomachiques doux, des toniques

pour en faire la critique, ce qui eſt hors de notre plan, mais pour mettre le lecteur en état

---

incraſſans, des bouillons de poulet, d'écreviſſe, de plantes
chicoracées & d'amandes.

Enſuite il tente le petit-lait où il fit bouillir les feuilles
de menthe, & d'autres toniques les plus appropriés. *Malgré ces précautions, la premiere doſe que le malade en
prit, fut ſuivie d'aigreur, de colique, de diarrhée.*

M. Lorrentz fit couper le petit-lait avec des infuſions
aromatico-ſtomachiques, y joignant les opiats abſorbans ;
ce petit-lait s'aigrit encore.

On en vient aux bouillons de grenouilles, d'eſcargots,
d'écreviſſes, altérés avec les herbes convenables, aux différentes ſortes de gélées, aux crêmes & aux conſommés :
*tous ces remédes n'ont pas le moindre ſuccès pendant
l'eſpace de deux mois.*

Le malade eſſaye de prendre une cuillerée de lait de
vache écrémé, & chargé d'un peu de poudre d'yeux
d'écreviſſe, & de ſucre blanc. *A peine l'a-t-il avalé, qu'une
peſanteur d'eſtomac, des anxiétés, des quintes de toux le
mettent aux abois.*

On revient aux bouillons d'eſcargots, aux gelées, aux
crêmes, &c. mais *l'eſtomac ne pouvant plus les ſupporter,*
on imagine une eſpece de gelée très-compoſée. *Au bout
de quelque temps l'eſtomac refuſa auſſi cette gelée, qui lui
peſa comme un glu indiſſoluble.*

Il n'y eut plus moyen de faire paſſer autre choſe qu'un
bouillon fait avec une demi-douzaine d'écreviſſes & un
poulet rempli de creſſon de fontaine. On y joignit un
ſirop fait de ſucre de creſſon & de menthe de jardin, ré-
cemment exprimé, dépuré & cuit avec du ſucre. *Six mois
ſe paſſerent ſans le moindre changement en mieux.*

On mit le malade à la diète ſéche pendant cinq jours,
mais il lui *fut impoſſible de la continuer plus long-temps.*

On eut recours aux eaux de Plombières, *mais la premiere cuillerée que l'on en donna au malade, produiſit un
ſi mauvais effet, que l'on n'oſa pas en riſquer une ſeconde.*

La boiſſon qu'on aſſigna alors au malade, fut une dé-
coction mucilagineuſe, incraſſante, enſuite une infuſion
d'herbes vulnéraires : peu de temps après elle fut faite
avec la racine de ſarcepareille, le ſaſſafras, & un nouet

de juger fi M. Lorrentz, qui a fait prendre à ce malade tant de remédes, que lui-même nous apprend lui avoir été contraires, a bonne grace de rejetter fur la Poudre tous les accidens que fes propres remèdes caufoient au malade, & ceux qui étoient la fuite naturelle de fa maladie.

2° *Ce dérangement d'eftomac*, occafionné par la poudre, *a été l'origine de la fièvre lente & de fes fuites;* c'eft-à-dire, que la Poudre en a été la caufe médiate. Mais par quel charme a-t-il pu arriver que cette prife de Poudre qui fit difparoitre la fiévre continue, devint enfuite *l'origine d'une fièvre lente & de fes fuites?* chaffer

---

de fafran de Mars apéritif. On fit des fomentations fur le bas-ventre, avec trois veffies de porc, remplies de lait tiède. On frotta l'épigaftre avec des huiles aromatiques, on fe fervit de cataplafmes confortatifs, & d'un écuffon ftomachique, dont on détaille la compofition. Enfin on mit en ufage des frictions avec un quart de gros d'onguent : *tout ce que l'on a pu obtenir par la continuation de tant de remédes, c'étoit un faux calme.*

La fiévre deftructive alloit toujours fon train : elle confumoit le corps de plus en plus, & enfin la nutrition étant totalement abolie, les veines épuifées & affaiffées, les vifceres defféchés & corrompus, il étoit néceffaire que le patient s'éteignît peu à peu, & mourut le huitieme mois de fa maladie, dans un marafme hideux.

Que l'on compare cette chaîne inouie de remèdes, avec une feule prife de Poudre d'Ailhaud ; & fi le malade a dû mourir par l'action des remédes, quelle imprudence à M. Lorrentz, d'avoir mis en queftion d'où étoit parti le coup mortel?

la fiévre & la donner font deux chofes difficiles
à conciler dans le même fujet. Si par fon premier effet la Poudre a déchiré l'eftomac, comment a-t-elle fait ceffer la fiévre ? & fi la fiévre
a pu ceffer, l'eftomac étant déchiré, comment
ce dérangement d'eftomac a-t-il été l'origine
immédiate d'une fiévre lente & de fes fuites ?
il nous femble que la contradiction faute aux
yeux.

Si M. Lorrentz fe fût borné à dire que cette
prife de Poudre n'avoit point guéri radicalement
le malade, puifque la fiévre étoit revenue, la
chofe étoit inconteftable, & tout le monde en
feroit convenu. C'eft l'hiftoire des meilleurs remèdes de la médecine ; ils n'operent que des
guérifons paffageres, lorfqu'on n'en mefure pas
l'ufage fur les différentes circonftances de la violence du mal, de fon ancienneté, &c. mais
que l'opération unique & indivifible d'un feul
& même remède ramene le mal qu'elle combat, & fe joue de l'homme en lui ôtant d'abord
ce mal, pour le lui rendre dans quelques jours ;
c'eft une inconféquence dont on peut voir des
exemples dans des êtres doués de raifon, mais
dont des êtres inanimés font phyfiquement incapables.

Mais la Poudre procura une fuperpurgation
& un vomiffement de fang ; n'eft-ce pas là une
preuve fans réplique de fa caufticité ? non, c'eft

une preuve sans réplique « de l'abondance & de
» la mauvaise qualité des levains véroliques, ou
» autres capables de produire pareils symptô-
» mes, qui ont causé la mort du malade. » Mais
cela ne prouvera jamais qu'un remède dont les
tendres entrailles des enfans attestent la bénignité, ait pu produire par lui-même, dans celles d'un militaire *d'un tempérament robuste*, les
effets violens qu'on lui attribue. Bien plus, nous
croyons *qu'il est très-probable* que ces symptômes « eussent pu être dissipés par la continua-
» tion du remède, qui par une seule dose, ayant
» mis en mouvement le virus vérolique, auroit
» pu, s'il eût été continué, le détruire entiére-
» ment, & rétablir insensiblement la poitrine,
» l'estomac, les intestins & autres parties vi-
» ciées par le séjour du virus fixé par le mer-
» cure (*b*).

L'ordre des faits nous conduit à l'examen de
la lettre de M. Geoffroy, *au sujet des deux per-*
sonnes empoisonnées par l'usage des poudres d'Ail-
haud. Ce titre tranchant a sans doute de quoi
effrayer les plus zélés partisans de la Poudre, &
nous avons failli laisser tomber la plume de nos
mains, dans la premiere impression qu'a faite
sur nous une accusation aussi grave. Mais, quoique nous n'ayons sur les faits qui lui servent de
preuve, aucune autre connoissance que celle

(*b*) Réponse de M. le baron de Castelet, pag. 19.

qu'il plaît à M. Geoffroy de nous en donner
dans sa relation, l'on y trouve de quoi relever
le courage, & effacer une partie des traits odieux
que ce Médecin s'est efforcé de jetter sur le Remède Universel.

M. Pilet, *homme d'un tempérament robuste &
bilieux, & qui n'avoit jamais été malade, avoit,*
cependant, *la coutume* (assez singulière pour un
homme bien portant,) *de se purger avec les
Poudres d'Ailhaud*, & il *en prenoit ordinairement des doses assez fortes.* Le jeudi, 3 Septembre, il se sentit un peu incommodé, & M. Geoffroy présume que cette indisposition étoit une
fièvre double tierce, qui commença à se régler
dès ce jour là. Le vendredi matin, 4 Septembre, M. Pilet prit une premiere prise de la Poudre d'Ailhaud ; *mais, s'imaginant qu'elle ne l'avoit
pas assez purgé, il réitéra les trois jours suivans, &
chacun de ces jours il alla à une dose & demie. Dès le
lundi, dernier jour de cet usage,* (& cinquieme
jour de la fiévre,) *M. Pilet se sentit très-incom-
modé.* Le lendemain mardi 8 Septembre, on ap-
pella M. Geoffroy sur le soir. Ce Médecin trouva
le malade avec une *fièvre très-violente, la peau
brûlante, la langue séche, une douleur considérable au creux de l'estomac, où l'on sentoit un bat-
tement vif de la céliaque, en y portant la main.*
Malgré tout ce que ces symptômes présageoient
de fâcheux, une saignée, des boissons adoucis-
santes, quelques lavemens opérerent au bout de

trente heures un effet furprenant. Le jeudi matin, le malade fe trouva fans fiévre, & la foif
étoit moins confidérable. M. Geoffroy, ravi de
ce changement, & perfuadé fans doute que,
malgré les quatre fortes dofes de la Poudre d'Ailhaud, fon malade n'étoit pas encore *affez purgé*,
profita *de ce calme pour aiguifer le petit-lait avec la
caffe qui fait faire au malade un nombre confidérable d'évacuations, toutes de qualité bilieufe, &
affez bonnes.* Cependant le foir la fiévre reprit
encore plus vivement que la furveille. Le vendredi 11, la fiévre fut continue, & le malade
eut un redoublement encore plus fort que la
veille. Le lendemain matin famedi, les chofes
allerent encore plus mal; le pouls étoit petit,
foible, concentré; le malade fe plaignoit d'un
feu dévorant au creux de l'eftomac, qui lui cau-
foit la plus vive altération. Cet état violent augmenta l'après-midi: le lendemain Dimanche, le
même état continua, & le lundi 14, malgré
tous les remèdes cordiaux, ftimulans & autres
que M. Geoffroy, fubfidiairement M. Thieuil-
lier le jeune fon confrere, mirent en ufage, le
malade expira fur le foir, *fe plaignant d'un feu
brûlant, & répétant continuellement depuis deux
jours qu'il étoit empoifonné.*

M. Geoffroy, perfuadé que les plaintes du
mourant étoient fondées, n'attendit que fon dernier foupir, pour demander qu'on lui livrât le

cadavre. Il auroit fort fouhaité en faire l'ouverture, pour découvrir dans fes vifcères les traces
toutes fraîches du poifon dont il s'étoit plaint:
mais la famille de M. Pilet, plongée dans la
douleur, jugea que c'étoit affez pour M. Geoffroy
d'avoir exercé les rigueurs de fon Art fur M.
Pilet vivant, elle ne voulut pas le lui livrer mort,
& ce fut inutilemen que M. Geoffroy demanda la
victime. Mais le public n'y a rien perdu, &
ce redoutable poifon, qu'il n'a pas été permis
à M. Geoffroy de contempler des yeux du corps,
il l'a très-bien apperçu des yeux de l'efprit, &
M. Pilet vivoit encore, que M. Geoffroy, voyant
empirer la maladie, fçavoit déja que ce changement provenoit des *parties réfineufes de la poudre, qui, comme un poifon lent, travailloient fourdement dans l'eftomac.* La mort du malade n'a pas
laiffé le moindre doute fur cette vérité; car M.
Geoffroy, qui prit la peine de réfléchir fur cette
compofition réfineufe de la Poudre, trouva dans
fon réfultat, qu'elle étoit un venin *d'une efpèce
d'autant plus dangereufe, que les réfines s'attachant & fe collant aux parois de l'eftomac & des
inteftins, ne peuvent être chaffées de ces cavités,
où elles opérent leur effet fourdement: enforte que
les plus grands accidens ne paroiffent qu'au moment où la gangrène commence à fe former.* Et cela
eft fi vrai, que fi l'on avoit permis à M. Geoffroy de porter le fer dans les entrailles de M.

Pilet, ce Docteur est *persuadé* qu'elles *auroient présenté les mêmes phénomènes que les entrailles de M. Bocanne.*

Qui pourroit se refuser maintenant à la conviction de toutes ces preuves ? Et peut-il rester le moindre doute que M. Pilet n'ait été empoisonné, & empoisonné par la Poudre d'Ailhaud ? M. Pilet n'avoit qu'une fièvre double tierce, & il est mort à la fin de son douzieme jour. Ce ne peut être par la violence de la maladie ; car une fièvre double tierce *n'est pas par elle-même une maladie dangereuse.* Ce n'est donc que *l'action du poison* ailhaudien, *qui peut l'avoir rendue si violente, & avoir produit des symptômes si terribles.* Voilà la démonstration complette de M. Geoffroy ; qu'il nous soit permis de l'accompagner de quelques remarques.

1° *Une fièvre double tierce n'est pas, par elle-même, une maladie dangereuse.* C'est apparemment à Paris, & sous les yeux de M. Geoffroy, que les fièvres double tierces sont exemptes de danger. Mais les ravages qu'elles font en province, sur-tout dans la saison de l'automne, ne nous permettent pas d'être de l'avis de M. Geoffroy. Nous ne voyons que trop de malades, qui succombent annuellement sous la violence de ces sortes de fièvres, & ceux qui en réchappent, nous démontrent, par les fâcheux & fréquens retours qu'ils éprouvent, la vérité de cet axiome jusqu'à présent reçu en médecine : *febres*

E v

autumnales, vel longæ, vel lethales. Je pourrois citer plusieurs exemples de malades, qui, tous environnés des lumieres de la Faculté, n'ont pas laissé de périr dans l'ardeur d'une fièvre double tierce, que toutes les potions & les apozèmes de l'Art n'ont pu tempérer. Quel miracle seroit-ce donc, si douze accès d'une fièvre semblable avoient conduit M. Pilet au tombeau ?

2° Supposons avec M. Geoffroy que la fièvre double tierce de M. Pilet n'eût rien de dangereux par elle-même ; mais un Docteur aussi accrédité & aussi experimenté que M. Geoffroy, n'a-t-il jamais rencontré en pratique, de ces maladies communes, qui, paroissant peu de chose dans les commencemens, trompent ensuite l'espérance du malade & du Médecin, en se développant par de fâcheux symptômes, qui ne se terminent que par la mort ? N'a-t-il jamais vu quelqu'un de ses malades expirer, malgré tous ses soins, dans les angoisses qui naissent de l'ardeur d'une fièvre violente ? Qu'auroit-il répondu dans ces circonstances, à un malin, qui, faisant usage de ses propres raisonnemens contre lui-même, lui auroit dit : M. le Docteur, vous avez empoisonné ce malade par vos remèdes ; car *une fièvre double tierce, telle que l'avoit d'abord le malade, n'est pas, par elle-même, une maladie dangereuse ; & ce n'est que l'action* du poison renfermé dans toutes vos drogues, *qui peut l'avoir rendue si violente, & avoir produit des symptômes si terribles.*

M. Geoffroy auroit senti sur le champ toute l'injustice de ce raisonnement, & n'auroit pas manqué de la trouver étrange. Il auroit remarqué, en bon logicien, que l'argument n'est pas en forme ; qu'il est taché de ce vice, que les logiciens appellent *non causa*, *pro causâ* : que la véritable cause efficiente de la mort du malade, c'étoit la maladie, & nullement les remèdes ; que s'il falloit regarder comme empoisonnés tous les malades qui se plaignent d'un grand feu dans les entrailles, & attribuer aux remèdes qu'ils ont pris, leur mort, lorsqu'elle s'ensuit, on pourroit désormais regarder tous les Médecins, sans exception, comme des empoisonneurs avérés, &c. Rien ne seroit si judicieux & si concluant à notre avis, que cette apologie. Pourquoi M. Geoffroy nous met-il dans la fâcheuse nécessité de l'employer en faveur de la Poudre, & de le réduire à la triste alternative, ou de rétracter l'odieuse épithète de poison qu'il a voulu donner à ce remède, ou d'étendre sans restriction sur tous ses confreres & sur lui-même la note infamante d'empoisonneurs.

Je conclus de ces deux remarques, & de l'histoire de la maladie de M. Pilet, que si M. Geoffroy, appellé auprès de ce malade, avoit ignoré qu'il eut fait usage de la poudre d'Ailhaud, ce Médecin n'auroit vu dans les symptômes de la maladie, & dans sa tragique fin, que les suites naturelles d'un mal violent, capable de produire

par lui-même, la mort, & nullement les effets
finiſtres d'un remède, dont M. Geoffroy reconnoît que M. Pilet avoit *coutume* de faire uſage,
ſans avoir *jamais été malade.* Si ce remède étoit
un poiſon, comme le prétend M. Geoffroy, qui
pourroit concevoir que M. Pilet n'eût jamais été
malade, en le prenant par *coutume,* & *à doſe
aſſez fortes ?* Puiſſe la médecine n'ordonner jamais
que des remèdes pareils !

  Il eſt inutile de nous arrêter à l'hiſtoire de la
ſeconde perſonne *empoiſonnée par les poudres
d'Ailhaud,* un laquais de M. Pilet, que ſon maître avoit *preſque forcé* à ſe purger avec ce remède, à la ſuite de trois priſes, *paroiſſoit* à M. Geoffroy, *plus malade que ſon maître.* Cependant,
choſe ſurprenante ! tandis que cet infortuné maître, quoique moins malade que ſon laquais, quoique d'un tempérament robuſte, quoiqu'environné
de toute la ſcience & des attentions infinies de
deux illuſtres Médecins, expire accablé par leurs
ſoins ; ſon laquais *plus malade,* apparemment
plus negligé que lui, & en cela, peut-être plus
heureux, revient des portes du tombeau, &
atteſte, par ſon exiſtence, que trois priſes con-
ſécutives du poiſon ailhaudien, n'operent infailliblement la mort, que lorſque deux Médecins,
au lieu d'un, ſe mettent encore de la partie. Nous
ne croyons pas avoir beſoin de faire ſur cette hiſtoire, les frais d'une nouvelle apologie, d'autant mieux que M. Geoffroy paſſe rapidement

fur ce fait, & ne femble en parler, que pour remplir les engagemens du titre de fa lettre qui annonçoit *deux perfonnes empoifonnées*. C'eft au public à juger, fi M. Geoffroy a rempli c:t engagement avec toute la jufteffe, la folidité & l'impartialité qu'exigeoit l'importance de la matiere, & l'honneur de la profeffion qu'il exerce.

Venons à la célèbre obfervation de M. Dupuy de la Porcherie, Médecin de la Rochelle, *fur la mort d'une femme, huit heures après avoir pris une dofe de poudre d'Ailhaud, à la fu'te d'une fauffe couche* : le Journalifte de Médecine, fpectateur & partie dans le combat que cette obfervation a fait naître, parut fe perfuader d'abord, pour fa propre fatisfaction, que *les partifans de la poudre du fieur Ailhaud*, en avoient été férieufement *alarmés* (c). Le dénouement du combat, fi trifte pour le fieur de la Porcherie, aura fans doute rectifié les idées du Journalifte. Nous le fuppofons bien convaincu, que fi l'obfervation de la Rochelle devoit caufer des *alarmes*, c'étoit à fon auteur & à fes partifans, & *non aux partifans de la poudre du fieur Ailhaud*. En effet, cette obfervation a été fi féconde en difgraces de tous les genres, pour le fieur de la Porcherie, & fi humiliante pour ceux qui s'en font déclarés les défenfeurs, que nous défirerions fincèrement leur épargner à tous le détail affligeant des bévues

---

(c) *Journal de Médecine*, Tom. 20, pag. 534.

du sieur Dupuy, & des fâcheuses suites qu'elles ont eues. Mais l'intégrité de notre discours apologétique ne nous permet pas de passer sous silence des événemens si fameux, & c'est pour nous une indispensable nécessité de mettre nos lecteurs en état de porter un jugement solide sur la matiere que nous traitons.

La Lettre du sieur Dupuy renferme trois Parties. 1° L'histoire de la maladie de Louise Lené, des remèdes qu'elle a faits, & de la mort qui en a été le terme. 2° Le Procès-verbal de l'ouverture de son cadavre, & le jugement des Médecins qui attribuent sa mort à une prise de la Poudre d'Ailhaud. 3° Des réflexions générales sur la Poudre d'Ailhaud (d). Ce n'est pas ici le lieu de discuter les spéculations du sieur Dupuy sur la Poudre, nous en avons déja parlé, & nous en parlerons encore ailleurs, mais en ce moment, nous ne devons nous occuper que de ce qui regarde Louise Lené.

Selon le sieur Dupuy, cette femme, *âgée de vingt-huit ans, très-bien constituée*, le fit appeler le 20 Juillet 1763, & se plaignit *de tranchées dans le bas-ventre*, ajoutant *que depuis environ deux mois, elle n'avoit pas eu ses régles.... que cependant depuis un jour ou deux, elle s'étoit vue un peu*. Le sieur Dupuy, dont les lumieres sont

______

(d) Cette Lettre est insérée tout au long dans le Journal de Médecine, Tome 19, depuis la pag. 502 jusqu'à la pag. 518.

uniques en ce genre, se contenta d'ordonner qu'elle se tiendroit *à la tisanne ordinaire & aux bouillons* ; « apparemment, dit un célèbre Avocat » du Parlement d'Aix (e), pour la guérir des co- » liques dont elle se plaignoit, & pour provo- » quer ses menstrues, qui font obligées de céder » à l'efficacité d'un bon bouillon. »

Si nous en croyons notre Médecin, *dans moins de trois jours*, la malade, en suivant ce régime, *se remit, à une petite perte en blanc près :* mais ce mieux ne dura pas. Huit jours après, le sieur de la Porcherie fut rappelé. Louise Lené *étoit retombée, dit-il, pour avoir lavé la veille ; les tranchées avoient reparu ; elles étoient vives, la perte étoit abondante, & la sage-femme qui étoit venue la voir, reconnut, dit-on, dans ce qui étoit sorti, un embryon, dont elle crut distinguer le sexe.* Le Médecin ordonna sur le champ quelques remèdes dont la malade ne fit que *peu ou point d'usage.* Mais à la visite du soir le sieur de la Porcherie ordonna *deux saignées du bras, qui furent faites dans l'espace de deux heures.* L'effet de ces sai-gnées ne fut ni tardif ni équivoque, le lendemain matin 29 Juillet, *ce qui restoit de la perte, ne teignoit pas même le linge.* Le sieur Dupuy osa se féliciter de ce funeste succès, & il crut sa ma-lade hors d'affaire. Mais celle-ci sentant ses be-soins, n'en jugeoit pas ainsi : elle demanda une

____

(e) Arnulphy consult. pag. 24.

purgation à son Médecin, & le sieur Dupuy, par pure condescendance, lui prescrivit pour le jour suivant, (30 Juillet) trois verres de casse. *Elle fit,* dit le Médecin, *un prodigieux effet.* Il fut regardé comme si décisif, pour l'entiere guérison de cette femme, que ne croyant plus sa présence nécessaire auprès d'elle, le sieur Dupuy se retira.

Mais cette prétendue guérison ne fut pas de longue durée : le 2 Août, c'est-à-dire, trois jours après, Claude Robert, mari de notre infortunée malade, courut *en grande hâte* chez le sieur de la Porcherie, *entre quatre & cinq heures du matin,* & le conjura de venir voir sa femme *qui étoit mourante.* Le Médecin, étonné d'une nouvelle si peu attendue, demande à Robert la cause d'une si prompte & si fâcheuse révolution, & Robert l'assure que sa femme est à l'extrémité, *pour avoir pris,* dans la nuit, *une prise de la Poudre d'Ailhaud.* Le Médecin accourt, & la malade *ne cesse de lui donner des marques de repentir d'avoir pris cette malheureuse Poudre.* Ses douleurs & ses plaintes n'ont aucun intervalle. *Soulagez - moi, Monsieur,* dit-elle, *je brûle, je brûle, je brûle, & je me meurs.*

Le sieur Dupuy examine de plus près la pauvre souffrante, & l'interroge sur son état. Il lui trouve *le ventre tendu,* dur & excessivement douloureux : un visage pâle & défait, les yeux éteints, une sueur froide répandue sur tout le corps, les extrémités glacées, point de pouls, un feu dans les entrailles, que la malade difoit *commencer au gofier & fe terminer au fondement ;* en un mot tous les fymptômes d'une perfonne empoifonnée. Le Médecin décourágé ordonne un lavement, mais *le fondement* étoit fi refferré *qu'il ne fut pas poffible de le fervir ;* on effaya inutilement de donner divers fecours; *huit heures après,* Louife Lené rendit l'ame.

Cette cataftrophe alluma le zèle du fieur Dupuy, contre la meurtriere Poudre qui l'avoit occafionnée; il en porta fa plainte à MM. les Officiers de la police, & ceux-ci, pour concourir aux vues & aux opérations patriotiques du fuppliant, *ordonnerent fur fa plainte...... que le corps de la défunte feroit ouvert.* Ils nommerent le plaignant lui-même, pour procéder à cette ouverture du cadavre qu'il pourfuivoit (*f*).

———————————————————————

(*f*) Nous voudrions bien fçavoir en quélle *qualité* le fieur Dupuy a pu, dans cette occafion, porter une *plainte,* & requérir l'ouverture du cadavre. Il femble que le droit de fe plaindre eft réfervé à ceux qui fouffrent quelque dommage : par exemple, dans le cas préfent, à l'infortuné Robert qui perd fa femme, & à la partie publique, chargée par état de veiller à tout ce qui intéreffe la fociété. Mais fur quel prétexte apparent le fieur Dupuy a-t-il pu motiver une *plainte ?*

Quel droit avoit-il encore de demander qu'on lui livrât le cadavre de la défunte ? fur la réquifition du *miniftere public,* la Cour accorde quelquefois des cadavres, pour fervir à des expériences anatomiques ; mais ce font les cadavres des malfaiteurs que la juftice a condamnés au dernier fupplice ; ou tout au plus des pauvres d'un hôpital, qui ne tiennent à perfonne, & qui, par leur

L'exécution se fit le 3 Août chez le pauvre Robert, & peut-être sous ses yeux. Trois Médecins & un chirurgien percerent les entrailles de sa femme, & arroserent de son sang le pavé de sa maison, que son mari désolé arrosoit en même tems de ses larmes. Les quatre opérateurs parcoururent à loisir tous les visceres de leur victime ; ils ouvrirent *l'abdomen*, & en firent sortir *des sérosités très-sanguinolentes, dont toute la capacité étoit remplie* ; ils observerent *que le bassin étoit tout rempli d'un coagulum de sang noir, qui en remplissoit la capacité* ; *& ils* estimerent *qu'il pouvoit venir d'une ramification de la veine hypogastrique.* Pénétrant ensuite jusqu'à la poitrine, l'œsophage, &c. ils considérerent *l'intérieur du canal, depuis le pharynx jusqu'à l'anus.* Toutes les parties contenues dans cette

---

entrée dans l'hôpital, se sont abandonnés à l'entiere disposition du ministere public. Mais le cadavre d'une personne domiciliée, d'un citoyen qui meurt dans sa maison, n'a jamais été reclamé, ni accordé pour être assujetti à pareilles opérations, sans concours des parens eux-mêmes, à qui il appartient de droit ; & lorsqu'il est question de statuer sur de pareils faits, ce n'est pas certainement à la police ordinaire qu'on doit s'adresser : il est du ressort de la haute police, qui peut seule recevoir les *plaintes & les demandes* légitimes des personnes vraiment intéressées, & y faire droit, si le cas y échéoit.

On trouve dans l'affaire présente, un plaignant sans qualité, un demandeur sans intérêt, un tribunal sans compétence, & une ordonnance qui érige le plaignant lui-même en Juge sur l'objet de sa plainte. Que d'erreurs à la fois, que de bévues, pour parvenir à calomnier la Poudre d'Ailhaud !

cavité, étoient dans *un état affez naturel*. Les obfervateurs ne trouverent rien d'extraordinaire dans tout *l'intérieur des inteſtins*; excepté qu'au duodenum, jufqu'au commencement de l'iléum, *les matieres chyleufes étoient très-teintes de la couleur noire de la Poudre d'Ailhaud*. Cette teinture n'avoit pas cependant vicié le vifcere qui la renfermoit; *le reſte même de ce canal étoit fain jufqu'à l'anus*. Mais l'anus *étoit excorié & enflammé dans toute fa circonférence, de l'étendue de cinq à fix lignes, tant en dedans qu'en dehors*.

Après avoir fait toutes ces riches découvertes, il s'agiffoit d'en tirer parti, & de porter un jugement définitif fur la véritable caufe de la mort de Lené. Ses entrailles éparfes répandoient une vive lumiere, qui montroit infailliblement aux obfervateurs la vraie fource du malheur arrivé. Nos Médecins fçurent en profiter, & réuniffant dans un même foyer tous les rayons qui partoient des férofités fanguinolentes, du coagulum de fang noir, des matieres chyleufes noircies, de l'anus excorié & enflammé, ils virent au plus grand jour quel étoit le coupable, & fe mirent en devoir de le dénoncer & de le flétrir par leur jugement. L'évidence qui brilloit dans ce tribunal étoit fi grande, qu'il ne pouvoit y avoir ni partage, ni erreur dans les opinions. En conféquence, MM. les Médecins ayant toujours fous les yeux le *fang* répandu de Louise Lené , ce *coagulum*, cet *anus*, &c. qui leur servoit de boussole, prononcerent unanimement l'oracle suivant :

« Nous ne voyons point de cause plus di-
» recte d'un si tragique événement , si ce n'est
» l'action d'une dose de la Poudre d'Ailhaud,
» qui n'a point été rendue, d'où vraisemblable-
» ment se sont ensuivies les irritations & les vi-
» ves douleurs intérieures , qui ont subsisté dès
» le moment que cette femme l'a eu prise jus-
» qu'à la mort, qui est arrivée environ huit
» heures après , & a donné occasion à la rup-
» ture du vaisseau qui a fourni le sang épanché,
» que nous regardons comme la cause la plus
» plausible d'une mort aussi précipitée. »

Telle fut en dernier ressort la décision de cette auguste assemblée, dans laquelle le sieur Dupuy, soutenu par un zèle infatigable, fit en même tems les fonctions de partie requérante & de juge. Il a cru devoir y joindre encore celle d'historien , & c'est d'après son récit même que nous avons formé le tableau de cet évène-ment. Pour en donner une juste idée, nous ferons d'abord quelques réflexions sur l'histoire du sieur Dupuy, sans y rien changer. Ensuite nous rétablirons les faits altérées ou omis, & nous y joindrons toujours nos réflexions. Enfin, nous raconterons les suites éclatantes de cette observation , & le dénouement qui les a terminées.

1°. Selon le sieur Dupuy, Louise Lené avorta

le 28 Juillet, après de vives tranchées, & une perte abondante. Il se rendit auprès d'elle, &, dès le soir du même jour, il lui ordonna deux saignées du bras, qui furent faites dans l'espace de deux heures. Le lendemain, (29 Juillet) ce qui restoit de la perte, ne teignoit pas même le linge.

Deux choses m'étonnent souverainement dans ce récit. La conduite du Médecin dans le traitement de la maladie, & la surprenante sécurité avec laquelle il rend compte au public de ses procédés.

En effet, former le projet d'arrêter les *lochies* (g) à une femme en couches, sur-tout dans une fausse couche, c'est, selon le grand maître Hypocrate, & selon l'expérience de tous les siécles, la précipiter infailliblement dans une grande maladie, & mettre sa vie dans le plus grand danger, si l'on n'y apporte un prompt remède. *Si non purgetur mulier à purgationibus partûs, morbus magnus ipsam corripiet, & periculum vitæ incurret, nisi citò curetur* (h). Les plus no-

---

(g) *Lochie*, c'est le nom qu'on donne à la perte qui suit ordinairement les couches.

(h) Hypocrate, dans son livre de la Nature de l'Enfant. Voyez aussi Moriceau, Traité des Maladies des Femmes grosses, liv. 3, ch. 10, *de la Suppression des Vidanges*. Et dans le même Traité, liv. 1, chap. dernier, où l'Auteur rapporte la mort de plusieurs femmes, occasionnée par l'entière suppression des vidanges, après leur accouchement.

vices Praticiens sont instruits de cette vérité, &
il n'est peut-être aucun Chirurgien de village,
en qui il se trouve une telle absence des lumieres
de son Art, qu'il ignore un point de pratique
quotidienne, connu des moindres sages-femmes.
Telle est cependant l'inconcevable préoccupation
du sieur de la Porcherie ; il ordonne, de la meilleure foi du monde, un remède mortel pour
un remède curatif, & il ose s'en glorifier. Voulant remédier à une perte abondante après une
fausse couche, il prescrit deux saignées au bras,
dans l'espace de deux heures, il arrête si bien l'é-
coulement excessif des lochies, que, dès le
lendemain, *ce qui restoit de la perte*, ne teignoit
pas même le linge.

Mais *que devoit résulter, & que résulta-t-il en
effet de cette répercussion* (i)? Hypocrate l'a dit,
& c'est à bonnes enseignes : *Morbus magnus ipsam corripiet* : une grande maladie l'attaquera
nécessairement ; Louise Lené l'éprouve, &,
tandis que son Médecin fasciné croit la trouver
exactement sans fiévre, & se félicite du funeste
succès des deux saignées, Lené, qui sent déja
les préludes de l'inflammation, du dépôt & des
autres accidens dont elle va être la victime,
demande à son Médecin une purgation. Celui-ci
la lui accorde par un mouvement de pure com-

***

(i) Lettre de M. de Chevy, Médecin des Etats de
Bretagne, au Journaliste de Médecine, du 27 Mars 1764.

plaifance, &, croyant fa malade guérie, il prend le parti de fe retirer.

Heureufe retraite, fi elle eût été moins tardive! mais le coup fatal étoit porté. Il ne pouvoit être paré que par de prompts fecours qui euffent rétabli les lochies. *Periculum vitæ incurret, nifi citò curetur.* La vie de Lené eft dans un danger imminent, fi l'on ne s'occupe promptement de fa guérifon. Louife Lené commence à fentir le ravage de fes lochies fupprimées. Le fang, obligé de refluer dans les parties internes, lui fait bientôt éprouver les douleurs les plus aiguës. Il eût été naturel dans ces circonftances, de rappeler le Médecin; mais fans doute que Louife Lené démêle le prix de fes fervices; &, pour bonnes raifons, elle ne fe preffe pas de les réclamer. Trois jours fe paffent dans une fucceffion continuelle de douleurs, fans qu'il foit queftion de rappeler le fieur de la Porcherie. Cependant le mal empire, &, dans la nuit du 2 au 3 Août, Lené fe trouve dans un fi cruel état, qu'elle fait appeler un Confeffeur pour mettre ordre à fa confcience. Tranquille après cela du côté de fon ame, & rappelée aux befoins de fon corps, par les douleurs qui la déchiroient, ce n'eft pas encore la fcience du fieur Dupuy que Lené invoque pour fon foulagement. Sa mémoire lui rappelle qu'elle a dans une armoire deux prifes de la poudre d'Ailhaud, *elle prie inftamment fon mari de lui en donner une prise dans un peu d'eau, & elle l'avale tout de suite* (k). Mais ses espérances sont vaines, le mal étoit consommé, tout remède arrivoit trop tard. Les douleurs perséverent & annoncent à Robert la prochaine fin de sa femme. Dans le trouble d'un si cruel état, Robert revient au sieur de la Porcherie, & le reconduit auprès de la malade, *entre quatre & cinq heures du matin;* (c'étoit environ deux heures après que Lené eut pris la Poudre d'Ailhaud.) La présence du Médecin ne produit aucun effet. Il tente *inutilement de lui donner divers secours*, rien ne réussit. La mort seule termine, quelques heures après, les tourmens de l'infortunée malade, mais elle ne termine pas la préoccupation du Médecin. Toujours curieux de voir couler le sang de la pauvre Louise, il demande l'ouverture de son cadavre, & il l'obtient. Il trouve des vaisseaux rompus, du sang extravasé, tristes fruits de la répercussion violente qu'il avoit occasionnée par les saignées ; mais, loin d'ouvrir les yeux sur les fautes capitales de sa conduite, & d'abandonner son ame aux regrets, il rejette tous ces accidens sur un remède innocent qui ne peut y avoir eu aucune part, & il accuse publiquement la Poudre d'Ailhaud, du malheur qu'il devoit s'imputer à lui-même. (l)

(k) Journal de Médecine, Tome 19, pag. 506.
(l) Pour convaincre la Poudre d'Ailhaud de ce meurtre, le sieur Dupuy remit aussi-tôt à Messieurs les Offi-

Mais, pour justifier la Poudre d'Ailhaud d'une accusation si hasardée, la peine n'est pas grande; car je m'adresse au seul bon sens, & sous le bon plaisir de M. de la Porcherie, je lui demande; à qui peut-on attribuer la rupture des vaisseaux, l'épanchement du sang, & la mort de Louise Lené? Est-ce à une dose de Poudre d'Ailhaud, prise par la malade, huit heures avant sa mort, ou à la suppression forcée de ses lochies, depuis cinq jours, à la suite d'un avortement? Vous dites, sçavant Dupuy, que c'est à cette dose de la Poudre d'Ailhaud qu'il faut attribuer tous ces accidens; mais, si la rupture des vaisseaux & l'épanchement du sang subsistoit avant que Louise Lené eut pris cette dose, pourrez-vous les mettre sur son compte, & accorder à cette poudre un effet rétroactif? Or,

---

*ciers de Police, l'un des deux paquets de Poudre qu'avoit pris cette femme, & ces Messieurs ordonnerent....
que cette prise de Poudre d'Ailhaud seroit déposée à leur Greffe, pour servir de pièce de comparaison, & en faire analyse, si faire se doit.* On desireroit naturellement sçavoir, si conséquemment à cette ordonnance, la prise de Poudre déposée au Greffe de la Police, a été réellement comparée avec celle que Louise Lené avala huit heures avant sa mort; & comment on s'y prit pour procéder légalement à cette comparaison. Mais M. Dupuy n'a pas jugé à propos de satisfaire notre curiosité. Il nous laisse entièrement ignorer l'usage qu'on a fait de la *pièce de comparaison*, & nous ne pouvons sçavoir si elle a été analysée, confrontée, ou si elle est toujours déposée au Greffe de la Police. Quel dommage qu'on ravisse ainsi au public, les fruits d'une ordonnance si judicieuse & si utile!

F

sur votre propre récit, il n'est presque pas possible de douter que l'épanchement du sang ne fût consommé, quand Louise Lené a pris sa dose de Poudre ; car vous racontez vous-même que Louise Lené fut *incommodée dès le soir, & dans la nuit* qui précéda sa mort. Et jusqu'à quel point fut-elle *incommodée*, jusqu'à desirer d'être *confessée*, & à l'être en effet ; jusqu'à *prier instamment* son mari de lui donner une prise de la Poudre d'Ailhaud, sur les deux heures après minuit, sans avoir consulté personne, & uniquement pressée par le desir de trouver un prompt remède à la violence de ses maux ? Qu'étoit-ce donc que toutes ces inquiétudes & ces agitations de la pauvre Louise, pour demander un Confesseur & des remèdes, dans cette fatale nuit, s'il n'y avoit en elle ni vaisseaux rompus, ni disposition prochaine à la rupture ? D'où pouvoient venir, dans une femme, que, *peu de jours auparavant*, vous aviez laissée *en si bon état*, ces subites douleurs, qui lui firent demander, avec instance, la Poudre d'Ailhaud ? Etoit-ce la Poudre, non encore avalée, qui les causoit ? Vous n'avez donc pas assez dit, lorsque vous avez assuré dans votre jugement, que *les irritations & les vives douleurs intérieures ont subsisté dès le moment que cette femme a pris la Poudre, jusqu'à la mort ;* pour être d'accord avec vous-même & avec la vérité, il falloit dire que les irritations & les vives douleurs intérieures ayant réduit cette femme aux abois, elle demanda son Confesseur & la Poudre d'Ailhaud ; & que la persévérance des *irrita-tions*, jusqu'au moment de la mort, ne pouvoit être équitablement imputée au remède qui ne les avoit pas fait naître.

Mais, direz-vous, cette Poudre *n'a point été rendue*, & ce n'est qu'à son action qu'on peut imputer ce grand feu dont se plaignoit la malade, *qui lui sembloit commencer au gosier & se terminer au fondement*, l'excoriation & l'inflammation de l'anus, la rupture des vaisseaux, &c.

Il faut convenir ici, Monsieur, que votre préoccupation est à son comble. Pour jetter sur la Poudre un soupçon de poison, vous allumez un grand feu dans le *gosier* de Louise Lené ; &, maître d'en diriger les flammes à votre gré, vous les prolongez jusqu'au *fondement ;* vous en auriez peut-être persuadé l'existence, si, sur la longue route que vous assignez à ce feu intestinal, vous lui aviez fait produire, en chemin faisant, quelque effet qui pût le faire reconnoître. Mais non ; vous ajustez si mal votre rapport de l'ouverture du cadavre, que vous ne trouvez dans toutes les premieres voies, aucunes traces de ce *grand feu*, dont l'ardeur arrachoit à Louise Lené, des plaintes si touchantes. Le pharynx, l'œsophage, la poitrine, le ventricule, les intestins & les boyaux ont été trouvés *dans un état assez naturel.* Il n'est pas jusqu'au *duo-dénum*, qui n'ait été impénétrable à l'action de la brûlante Poudre, quoique *les matieres chy-leuses* que ce viscère renfermoit, fussent *très-teintes de la couleur noire* de ce remède meur-trier. Oui, *le reste* même *de ce canal* étoit, se-lon vous, *sain jusqu'à l'anus ;* ensorte qu'en suivant vous-même la Poudre que vous accu-sez, dans tous les lieux de son passage, vous n'y trouvez aucune preuve du délit dont vous la chargez. L'anus tout seul vous présente des excoriations & de l'inflammation, mais la Poudre n'est point allée jusques-là, puisqu'elle *n'a point été rendue*, comment a-t-elle pu y produire ce mauvais effet ? Est-ce une de ses propriétés d'opérer *in distans*, c'est-à-dire, de ne point nuire aux endroits où elle est, & de tout ra-vager là où elle n'est pas ? Ce n'est qu'en fai-sant cette absurde supposition, que vous pou-vez convaincre la Poudre d'avoir excorié l'anus de la défunte, & d'avoir occasionné la rupture d'un rameau de la veine hypogastrique. Avouez, Monsieur, qu'on est à plaindre, quand on suit les impressions d'une imagination prévénue. On s'égare à tous les pas, on absout les coupables, on condamne les innocens, & le plus honnête homme du monde a bien de la peine à se re-connoître lui-même, quand il se trouve, presque sans y penser, coupable d'une foules d'injustices, dont, de fang froid, il eût été incapable (*m*).

Après l'analyfe que nous venons de faire de l'hiftoire & du procès-verbal de M. Dupuy, on ne fera pas furpris que nous ayons marqué de l'étonnement fur fa conduite, & fur la relation qu'il en a faite. A peine fon écrit eût-il paru, qu'on fut frappé des inconféquences & des contradictions qu'il renferme. Mais, pour les mettre dans un plus grand jour, le fieur de Péronne, ancien Capitaine des Bonaventures, à la Rochelle, s'adreffa au mari de la pauvre défunte, & l'interrogea fur les diverfes circonftances qui précédèrent la mort de fa femme. La relation de Robert fut fi différente de celle de M. Dupuy, que M. de Péronne pria Robert de lui en faire une déclaration par-devant Notaire. Robert y confentit, & il fit, le 27 Février 1764, chez *Nouveau*, Notaire à la Rochelle, la déclaration détaillée qu'on lui demandoit.

2° Il n'eft pas poffible de lire cette piéce, fans être convaincu que le Journal de M. de

---

(*m*) Le fieur Dupuy foutient dans fes réflexions fur la Poudre d'Ailhaud, qu'elle *n'a pas par elle-même les caractères d'un poifon*, (*) & par une inconféquence des plus frappantes, il lui en attribue les effets les plus violens & les plus prompts, en prononçant avec fes confreres, que *les irritations & les vives douleurs ont fubfifté* dans Louife Lené, dès le moment que cette femme l'a eu prife.

(*) Journal de Médecine, Tome 19, page 511.

la Porcherie manque d'exactitude en tous les points. En effet, la maladie de Louise Lené fut occasionnée par une querelle, un coup d'artichaut reçu, & la violente colère qui en fut la suite : de-là les tranchées, &, au bout de neuf jours, une fausse couche. Le germe étoit, selon Robert, *de quatre à cinq mois.* M. Dupuy met le commencement de la maladie, peu de tems avant le 20 Juillet, l'avortement de Louise Lené, au 28 du même mois, & attribue cet accident à l'imprudence de Louise, qui *avoit lavé la veille.* Robert, au contraire, déclare que sa femme fut insultée le mardi d'après la fête de S. Jean-Baptiste, (c'est-à-dire le 28 Juin,) *qu'elle se blessa . . . . au bout de neuf jours,* (par conséquent le 7 Juillet;) *que, deux ou trois jours après cette fausse couche, ladite Lené avoit imprudemment, & sans attendre son rétablissement, lavé du linge en un bassin qui étoit dans la cour de leur maison.* D'où il suit que le sieur Dupuy s'écarte déja beaucoup de la véritable date des évènemens, & qu'il donne, entr'autres, pour cause de l'avortement, une imprudence qui n'a été commise que deux ou trois jours après l'avortement. Mais ces méprises sont les moins essentielles (*n*).

(*n*) On croit devoir transcrire ici l'attestation de Jean Robert, parce qu'elle sera souvent citée, & le Lecteur peut être bien aise d'y recourir. « Pardevant Nous, &c.

L'imprudence de Lené lui fut fatale. Elle lui occasionna, dit Robert, *une inflammation dans*

» a comparu en personne Jean Robert, Traîneur, de-
» meurant en cette ville, rue de l'Hôpital général saint
» Louis, & faisant l'un des coins de celle des Jardins,
» Paroisse Notre-Dame, lequel a volontairement dit &
» déclaré, ainsi que la vérité est, audit Notaire & témoins,
» que feue Louise Lené, sa femme, ayant eu querelle,
» au mois de Juin dernier, *un jour de mardi d'après la*
» *Fête de S. Jean-Baptiste*, avec une femme de cette
» ville, à la grande rue, où se tient d'ordinaire le Marché,
» Paroisse de S. Sauveur de ladite ville, elle avoit reçu un
» coup d'artichaut, que lui donna cette femme, dont
» elle se mit si fort en colère, qu'elle *se blessa*. Ce qui
» fut manifesté *au bout de neuf jours*, par un germe,
» étant pour lors enceinte *de quatre à cinq mois ; que,*
» *deux ou trois jours après* cette fausse couche, ladite
» Lené femme, avoit imprudemment, & sans *attendre*
» *son rétablissement*, lavé du linge en un bassin qui étoit
» dans la cour de leur maison ; ce qui lui a occasionné
» *une inflammation dans le bas-ventre, avec un dépôt,*
» *dont la fiévre s'est ensuivie*, & qui lui a continué
» jusqu'à sa mort arrivée au commencement du mois
» d'Août dernier, environ les dix à onze heures du
» matin ; qu'il estime que cette mort inopinée ne peut pro-
» venir que de cette fausse couche, de l'inflammation
» & du dépôt qui l'a suivie, & non pas d'une prise de
» Poudre d'Ailhaud que ledit Robert, son mari, lui avoit
» donnée à prendre dans la nuit qui a précédé son décès,
» & qu'elle lui demanda *avec instance* ; puisque, pre-
» mier d'avoir pris cette prise de Poudre, *elle souffroit*
» *des douleurs si excessives & si violentes, qu'il la croyoit*
» *morte à chaque instant*, & de laquelle Poudre elle
» avoit fait au besoin plusieurs fois usage, s'en étant
» toujours bien trouvée, & en faisoit même prendre
» quelquefois à lui, dit Robert son mari, qui déclara
» aussi en outre, comme la vérité est, que, pendant
» toute la maladie de ladite feue Lené sa femme, *elle*
» *n'a point été saignée du tout*, & qu'elle n'étoit âgée
» que d'environ vingt-huit ans.

» Ayant ledit Robert certifié & attesté être la présente
» déclaration sincere & véritable & prêt à l'affirmer en

le bas-ventre, avec un dépôt, dont la fièvre s'est enfuivie, & qui lui a continué jufqu'à fa mort arrivée au commencement d'Août dernier, environ les dix à onze heures du matin. Jufques-là, je ne remarque point de différences importantes dans le récit de M. Dupuy. Mais en voici qui méritent affurément d'être remarquées.

Robert ajoute, *qu'il eftime que cette mort ino-pinée ne peut provenir que de cette fauffe couche, de l'inflammation, & du dépôt qui l'a fuivie, & nonpas d'une pr fe de la Poudre d'Ailhaud, que ledit Robert, fon mari, lui avoit donnée à pren-dre dans la nuit qui a précédé fon décès.* Je n'e-xamine point, fi le jugement de Robert fur la véritable caufe de la mort de fa femme, eft exact : mais je demande s'il eft vraifemblable qu'un homme qui fait une déclaration fi précife, ait dit au fieur de la Porcherie, dans la nuit du 2 au 3 Août, que *fa femme étoit mourante, pour avoir pris dans la nuit une p ife de la Poudre d'Ailhaud ?* Peut-on imaginer que le même homme tienne, fans intérêt, deux lan-gages fi différens ? & ne faut-il pas convenir, au moins, que le fieur de la Porcherie a mal entendu ?

Robert continue, &, pour prouver que la

» juftice, lorfqu'il en fera requis, & fi befoin eft, dont
» & du tout ce que deffus, icelui dit Robert, a requis
» Acte audit Notaire, qu'il lui a octroyé, &c. »

prise de Poudre n'a pu causer la mort de sa femme, il assure que la malade elle-même *la lui demanda avec instance ; que, premier d'avoir pris cette prise de Poudre, elle souffroit des douleurs si excessives & si violentes, qu'il la croyoit morte à chaque instant ;*.... *qu'elle avoit fait au besoin plusieurs fois usage* de cette Poudre, *s'en étant toujours bien trouvée,* & qu'elle *en faisoit* même prendre quelquefois à lui, *dit Robert son mari.* Il est donc vrai qu'avant la prise de Poudre, Louise Lené étoit dans un état de souffrance ; que ses douleurs n'étoient pas dans la classe des médiocres ; mais qu'elles étoient *excessives & violentes* ; que c'est dans le fort de son tourment, qu'elle *demanda avec instance* la Poudre d'Ailhaud à son mari ; que celui-ci ne fit aucune difficulté de lui en donner, parce qu'il la croyoit morte à chaque instant : tous ces faits sont constans, & Robert *certifie & atteste* que la déclaration qui les contient, est *sincere & véritable,* qu'il est *prêt à l'affirmer en justice* ; & cependant Messieurs les Médecins assemblés autour du cadavre de Louise, décident que, dans cette fatale nuit, pendant laquelle ils goutoient tranquillement les douceurs du sommeil, tandis que la pauvre défunte étoit en proie à des douleurs excessives & violentes, c'est de *l'action d'une dose de la Poudre d'Ailhaud,* que se sont enfuivies *les irritations & les vives douleurs intérieures ; qu'elles ont subsisté dès le moment que cette femme l'a eu prise, jusqu'à la mort*; &, ce qu'il y a de plus étonnant, c'est qu'un jugement si contradictoire avec les faits énoncés dans la décaration de Robert, se trouve confirmé dans l'histoire de M. Dupuy, & par le témoignage de Robert, qui dit *sa femme mourante, pour avoir pris dans la nuit une prise de la Poudre d'Ailhaud*; & par le témoignage de l'infortunée malade elle-même, qui ne cesse de donner à ce Médecin *des marques de repentir, d'avoir pris cette malheureuse Poudre*. Des erreurs de cette conséquence ne peuvent se pardonner qu'à des gens endormis; mais le sieur Dupuy l'étoit sûrement, & le trait suivant ne peut en laisser aucun doute.

Robert termine sa déclaration en disant, *comme la vérité est que, pendant toute la maladie de ladite feue Lené, sa femme, elle n'a point été saignée du tout*. On a pu remarquer jusqu'ici la discrétion de Robert, dans sa déclaration. Il a rétabli les dates de la maladie, de la rechute, des accidens qui l'ont occasionnée, mais sans paroître attaquer celles qui ont été fixées par le sieur de la Porcherie.... Robert a justifié la Poudre d'Ailhaud de la mort de sa femme, en assurant qu'elle étoit à toute extrémité, lorsqu'elle prit ce remède; mais il ne s'est permis d'autres conjectures sur la vraie cause de cette mort, que celles qu'il tire de *l'inflammation dans le bas-ventre*, & du *dépôt*, qui ont *continué* jus-

qu'à la mort. . . . Robert étoit si éloigné de
vouloir rendre le Médecin responsable de la mort
de sa femme, qu'il n'a point fait mention de
lui dans toute sa déclaration ; mais, en ce moment, Robert ouvre la bouche sur les remèdes
du sieur Dupuy, & que dit-il ? que sa femme
n'a point été saignée du tout (o). Ne diroit-on
pas que Robert s'est chargé de faire l'apologie
du sieur Dupuy contre lui-même ? En effet,
quelle tournure plus obligeante pouvoit-il prendre pour sauver la réputation de ce Médecin
que d'abolir le souvenir des deux saignées, qui,
par elles seules, eussent arrêté les lochies ? &
quelle voie plus efficace pour y réussir, que
d'assurer avec simplicité, par maniere de narration, que la malade *n'a point été saignée du
tout*, & de conduire naturellement les esprits à
croire que c'est par une faute de mémoire, que
M. Dupuy a parlé de ces saignées ? Je ne
conçois pas qu'on puisse s'y prendre d'une maniere plus ingénieuse, pour justifier M. Dupuy,
en rendant hommage à la vérité. Cependant une
déclaration si méritoire de la part de Robert,
si importante pour le sieur de la Porcherie, loin
d'exciter la reconnoissance de ce dernier, a pro-

(o) Il est a propos de remarquer que Robert, en niant
que sa femme ait été saignée, ne nie pas que ses lochies
n'aient été malheureusement arrêtées : & puisque M. Dupuy
se fait un mérite d'avoir procuré cette suppression, il n'est
pas juste de le lui contester.

voqué son indignation, & l'a conduit à des démarches extrêmes, dont on chercheroit inutilement l'original ailleurs, & dont il faut espérer
que les copies ne se multiplieront pas.

3° En effet, quand Robert eut fait cette déclaration, le sieur de Péronne s'empressa d'en
envoyer une copie au Journaliste de Médecine,
& une autre à M. le Baron de Castelet; mais
le Journaliste ne se pressa pas de publier un écrit
qui ne pouvoit que lui déplaire (p). M. le Baron
de Castelet jugea que, pour suppléer à son
silence, il devoit faire imprimer sur une même
feuille la déclaration de Robert, & la lettre de
M. de Peronne. La feuille fut bientôt imprimée;
le sieur de Peronne en reçut des exemplaires,
& il se fit un devoir de les répandre à la Rochelle. Mais à peine furent-ils venus à la connoissance du sieur Dupuy, qu'ils enflammerent
sa colere, & son premier mouvement éclata
par une nouvelle plainte, dont il fit retentir le
Tribunal de la Police. Robert & le sieur de
Peronne furent traduits à ce Tribunal, comme
ayant outragé le sieur Dupuy, l'un par sa déclaration, l'autre par la lettre qu'il y avoit jointe.
Le sieur Dupuy conclut à la suppression des

(p) La Lettre du sieur de Péronne au Journaliste, est
du 29 Février. Ce ne fut que dans le mois de Juin
suivant qu'elle fut insérée dans le Journal de Médecine,
avec la déclaration de Robert.

écrits imprimés, à une amende, à des dépens, &c.

Si la conduite du sieur Dupuy ne nous avoit
accoutumés à des nouveautés singulieres, nous
ferions étrangement surpris de l'entendre appeler
en justice un homme qui fait volontairement
une déclaration sur le genre de mort de sa femme :
un homme, triste témoin des divers accidens qui
lui ont enfin enlevé ce qu'il avoit de plus cher au
monde. Les notions les plus communes du bon
sens décident, ce semble, qu'on ne peut que-
reller un tel homme, ni comme se mêlant d'une
chose qui ne le regarde pas, ni comme mal
instruit de ce dont il parle, puisque, d'une part
il est mari, &, de l'autre, témoin oculaire.
Deux cas seulement auroient pu autoriser une
plainte en Justice contre lui. Le premier, si sa
déclaration eût été *fausse*; le second, si elle eût
été *injurieuse* à quelqu'un.

Mais, 1° la déclaration de Robert n'est *fausse*
en aucun point, puisque le sieur Dupuy n'a pas
cru devoir la contredire dans les faits, ni s'engager à la discussion d'un seul. Robert parle, *comme
la vérité est*; il proteste que sa déclaration *est
sincere & véritable*, & qu'il est prêt *à l'affirmer
en Justice, lorsqu'il en sera requis*. Jamais le sieur
Dupuy ne l'a interpelé de rectifier sa narration,
d'ajouter ou de retrancher à son contenu. Elle
est donc à l'abri de tout reproche de *fausseté*,

& ne peut, par cet endroit, être attaquée en Justice.

2.° Elle n'est point *injurieuse* au sieur de la Porcherie, puisqu'elle ne dit pas un seul mot de lui, ne le désigne en aucune maniere, & laisse entiérement ignorer que Louise Lené ait eû de Médecin pendant sa maladie. Robert ne parle que de sa pauvre femme, & il soulage sa douleur, en racontant la fatale chaîne des maux qui l'ont précipitée dans le tombeau. Par quelle inconcevable manie le sieur Dupuy veut-il encore arracher à Robert cette foible consolation, avec les armes de la Justice ? N'étoit-ce pas assez d'avoir déployé sur son épouse infortunée, les redoutables armes de la Médecine, & avant, & jusques après sa mort ? Et ne sera-t-il plus permis à un mari qui perd sa femme, de conserver du moins son image dans un dépôt public, pour verser sur elle quelques larmes de tendresse ? Jamais, avant le sieur Dupuy, on n'ouit dire qu'un Médecin persecutât jusqu'à l'ombre de ses malades, & qu'il entreprît d'effacer ces légères traces de leur existence.

Non, le sieur Dupuy n'y pensoit pas, & la colère avoit plongé sa raison dans un sommeil léthargique. En effet, Robert pleure la mort de sa femme, mais il n'accuse pas le sieur Dupuy d'y avoir influé. Ce médecin en avoit assez dit, dans sa relation, pour s'en faire justement soup-

çonner, & Robert n'en demande pas juſtice. Le
ſieur Dupuy en avoit même dit plus qu'il n'en
avoit fait, pour conduire Louiſe Lené au tombeau, & Robert retranche ce qu'il avoit dit de
trop, de peur qu'on ne le juge défavorablement
ſur ſa parole. Et, après un tel procédé, il oſe
appeler Robert en juſtice ! il oſe demander la
ſuppreſſion d'une déclaration qui fait ſon apologie ! J'avoue qu'une telle conduite me paroît
les antipodes de la réflexion.

Et quel étoit encore le crime du ſieur de
Peronne, pour exciter les plaintes du ſieur
Dupuy ? Etoit-ce la lettre qu'il avoit écrite à
M. le Baron de Caſtelet, en lui envoyant la
déclaration de Robert ? Mais cette lettre ne
pouvoit offenſer le ſieur Dupuy, qu'en ce que
le ſieur de Peronne y déclaroit avoir eu le
malheur de *reconnoître dans les réponſes* de Robert, *que le procès-verbal du ſieur Dupuy n'étoit
dicté que par la jalouſie.* Mais, depuis quand,
voir une choſe qui ſaute aux yeux, la *reconnoître,* & le dire au public, qui la *reconnoît*
auſſi, ſeroit un délit qui méritât l'animadverſion
de la Juſtice ? Le reproche de *jalouſie*, fait au
procès-verbal, a-t-il dû ſi ſenſiblement affecter
le ſieur Dupuy, lui qui, comme nous le ver-
rons bientôt, a mis dans ſon Ecrit tout le fiel,
toute l'amertume & toutes les invectives poſſi-
bles ? Quelle imprudence de ſe montrer ſi dé-

licat dans les injures paffives, & de l'être fi peu dans les actives?

Seroit-ce la diftribution de cette feuille imprimée, qui mériteroit d'attirer fur la tête du fieur de Peronne tout le courroux du fieur Dupuy, & de la Police de la Rochelle? Mais tous les imprimés qui font fortis de la main du fieur de Peronne, n'ont vu le jour qu'avec *l'approbation & la permiffion des Supérieurs*; ils n'ont été prohibés par aucune loi, ni générale, ni particulière; ils font entre les mains de tout le monde, & c'eft à la vue de la faveur publique dont ils jouiffent univerfellement, que le fieur de Peronne a cru pouvoir en répandre des exemplaires : peut-on concevoir que les yeux offufqués du fieur Dupuy aient apperçu un délit dans une conduite fi fimple, fi innocente, fi irréprochable?

Mais, encore une fois, il eft des momens malheureux où la raifon dort; &, tant que dure fon fommeil, le délire d'une imagination fans frein confond, transforme, dénature tous les objets; on voit tout à gauche, rien au naturel. C'eft dans un de ces fâcheux inftans que le fieur de Peronne & Robert parurent criminels au fieur de la Porcherie. Il s'en plaignit à fon Tribunal favori, à la Police. Les Officiers de ce Tribunal, flattés fans doute de la confiance exclufive que leur témoignoit le fieur de la Porcherie, fermerent encore une fois les yeux sur leur incompétence, pour avoir le plaisir de l'obliger. Le sacré bandeau dont il ceignit leurs têtes, les empêcha de voir que les plaintes du sieur Dupuy étoient puériles & ridicules, & que, quand même elles seroient fondées, ce n'étoit point à eux à y faire droit; car la déclaration de Robert étant un acte *notorié*, la lettre du sieur de Peronne, & les écrits qu'il distribuoit, étant *imprimés avec permission*, tout cela ne pouvoit être soumis à l'inspection & à la jurisdiction de la Police ordinaire, & devoit être renvoyé à la haute Police, qui seule a droit de prononcer sur les actes publics, & sur les faits qui concernent l'Imprimerie & la Librairie. Mais M. Dupuy méritoit bien que la Police ordinaire fît un effort en sa faveur; il eut lieu d'être content. Ce Bureau rendit une Ordonnance aussi glorieuse à la mémoire du sieur Dupuy, qu'humiliante pour ses adversaires; ce fut le 1er Septembre 1764. Nous ne passerons point sous silence le dispositif intéressant de cette Ordonnance. C'est un morceau essentiel dans l'histoire du sieur Dupuy.

« Nous avons fait défenses, disent les Ma-
» gistrats, audit Peronne, de plus à l'avenir
» écrire aucunes lettres contre le sieur Dupuy.

» Et, pour l'avoir fait, nous l'avons con-
» damné en dix livres de dommages-intérêts
» envers le sieur Dupuy, en tous les dépens.

» Et avons permis au sieur Dupuy de faire

» imprimer & afficher trente exemplaires du
» préfent jugement, aux frais dudit Peronne....
» Fait défenfes audit Peronne, & à tous au-
» tres, de ne plus à l'avenir diftribuer aucun
» mémoire ni bulletin, qu'il n'en ait préalable-
» ment obtenu la permiffion de la Police.

» Et, pour par ledit Peronne y être contre-
» venu, l'avons condamné en trois livres d'a-
» mende.

» Avons ordonné qu'à la diligence du Pro-
» cureur du Roi, le préfent jugement fera im-
» primé, lu, publié & affiché par-tout où be-
» foin fera, aux frais & dépens dudit Peronne. »
Quant à Robert, voici fon lot.

« Enjoignons à Robert de faire apporter,
» dans trois jours, au Greffe de ce Siége, la
» minute du Certificat reçu par Nouveau, le 27
» Février 1764; *pour y être fupprimée.*

» Et avons condamné Robert aux dépens à
» cet égard. »
Voilà quel fut à la Rochelle, le dénouement
des plaintes du fieur Dupuy. Il ne manquoit
rien à fon triomphe. Les murailles même pu-
blioient fa victoire, en préfentant à tous les
yeux, le jugement qui l'avoit vengé des prétendus outrages du fieur de Peronne & de
Robert; mais la fcène ne devoit pas finir là.
Les adverfaires du fieur Dupuy, quoique battus,
ne fe crurent pas vaincus : ils fe perfuaderent
que, pour diffiper les ténèbres du jugement de

la Rochelle, il suffisoit de le présenter au soleil même de la justice. Pleins de cette confiance, ils inviterent le sieur Dupuy, par un appel du jugement qu'il avoit obtenu, à paroître avec eux devant le premier Sénat du royaume : ils l'obligerent à déposer ses trophées aux pieds des respectables Magistrats qui le composent, & demanderent eux-mêmes justice des persécutions du sieur Dupuy. Là, Robert réclama sa déclaration qu'on lui avoit ravie : il fit valoir la *vérité* de son récit, que le sieur Dupuy n'avoit point contestée, & sa *modération*, dont l'excès dût surprendre tous les Juges. Là, le sieur de Peronne réclama le droit de faire l'apologie d'un remède auquel il doit la vie, & que le sieur Dupuy avoit calomnié. Les preuves de la calomnie étoient complettes dans la déclaration de Robert, que le sieur Dupuy n'avoit ni pu, ni osé contredire, & elles justifioient pleinement le reproche de *jalousie* que le sieur de Peronne avoit fait au procès-verbal. Là enfin parut un troisieme, & plus redoutable adversaire, que le sieur Dupuy n'attendoit pas : ce fut M. le Baron de Castelet qui intervint au procès, pour demander raison au sieur Dupuy des faussetés qu'il avoit accumulées contre sa Poudre, & des invectives qu'il avoit répandues contre lui-même. Ce nouvel adversaire se plaignit à la Cour que, par une inconcevable témérité, le sieur Dupuy, dont il ignoroit auparavant l'existence, avoit vomi contre lui les injures les plus atroces, & les avoit consignées dans le Journal de Médecine ; que cet audacieux écrivain le taxoit hautement de *brigandage* ; le plaçoit ignominieusement sur un *tréteau*, comme les plus vils charlatans, l'affichoit comme un imbécille, par les discours insensés qu'il lui prêtoit, & portoit la licence de ses expressions, jusqu'à le décrier comme un voleur qui en veut directement à la *bourse* du public.

Des plaintes si graves, & les qualités de M. le Baron de Castelet, étonnerent le sieur de la Porcherie. Il vit bien qu'un orage se formoit sur sa tête, & qu'il n'étoit pas assez à couvert sous les aîles bienfaisantes de la Police de la Rochelle. Il tourna ses regards vers la Faculté de Médecine sa mere, & il crut trouver dans son sein, un asyle & des secours pour se tirer d'embarras. Mais l'équitable & sage Faculté de Paris refusa d'entrer dans cette querelle, & montra, par son silence, qu'elle improuvoit elle-même la conduite de M. de la Porcherie. Ce Médecin fut donc réduit à défendre, seul contre trois, les lauriers qu'il avoit cueillis à la Rochelle, & il fit de son mieux pour ne pas se les laisser arracher.

Mais rien de si fragile que la gloire de ce monde ; elle échappe & s'enfuit, lorsqu'on croit la mieux tenir. Le sieur Dupuy en fit dans cette occasion une triste expérience. L'Arrêt du Parlement de Paris transféra la couronne du vainqueur des mains de ce Médecin, dans celles de ses adversaires ; &, par une suite nécessaire, tous les personnages furent changés (*q*). Le sieur de Peronne & Robert furent déchargés de toutes les condamnations portées contre eux à la Rochelle ; le sieur Dupuy condamné à restituer au sieur de Peronne l'amende qu'il avoit payée ; à dix livres de dommages-intérêts envers le sieur de Peronne & Robert, & à tous les dépens à leur égard. L'Arrêt lui fait encore défense d'écrire, imprimer, publier & faire inscrire au Journal de Médecine, ni ailleurs, aucunes lettres contre M. le Baron de Castelet : ordonne que les termes injurieux, insérés dans la lettre missive, rapportée au Journal de Médecine, du mois de Décembre 1763 , & dans les écritures, requêtes & mémoires du sieur Dupuy, *seront & demeureront supprimés* ; le condamne à dix livres de dommages-intérêts, applicables, du consentement de M. le Baron de Castelet, aux pauvres prisonniers de la Conciergerie du Palais à Paris, & à tous les dépens.

Telle fut l'humiliante chute du sieur de la Porcherie. La célébrité qu'il avoit acquise à la Rochelle, s'éteignit à Paris, & il revint dans sa patrie, ne conservant plus de son ancien triomphe, qu'un triste souvenir, & le regret

____

(*q*) Cet Arrêt fut rendu le 27 Août 1766.

trop tardif d'être forti de l'obfcurité, par les faveurs de la Police, pour y rentrer par la juftice du Parlement. Heureux encore, fi, reprenant fon ancien état, & renonçant au grand jour qui lui avoit été fi funefte, il avoit pu fe flatter de vivre déformais tranquille & ignoré ! Mais une multitude de nouveaux chagrins l'attendoient dans fa retraite. Le fieur Dupuy fut réduit à foutenir le défolant fpectacle de fes revenus arrêtés, de fes meubles faifis, d'une féparation de biens, demandée par fa femme, & tout ce que la perfpective du plus trifte avenir peut avoir de plus accablant.

Dans cette extrémité cependant, la providence lui ménageoit une reffource dont il ne fe doutoit pas. Des lettres de la Rochelle apprirent à M. le Baron de Caftelet l'affreux défordre des affaires du fieur Dupuy. Un homme à reffentiment eût reçu cette nouvelle avec fatisfaction ; mais le cœur chrétien de M. le Baron de Caftelet s'en attrifta, & ne s'occupa que des moyens de confoler fon ennemi malheureux. Pour cela, il ne fuffifoit pas d'avoir pour lui des fentimens d'une compaffion ftérile, il falloit faire des facrifices, arrêter des pourfuites, donner des mains-levées, imaginer des tempéramens qui ménageaffent la bourfe & l'amour-propre ; il falloit en un mot faire pour le fieur de la Porcherie tout ce qu'il eût pu attendre de l'ami le plus généreux & le plus dévoué,

M. le Baron de Caftelet n'héfita pas. Avide du plaifir qu'on goûte en gagnant le cœur de fon ennemi, & en triomphant de foi-même, il écrivit au fieur Dupuy pour lui témoigner fon regret fur la fâcheufe fituation où la perte de fon procès avoit mis fes affaires, & il l'affura qu'il fe prêteroit volontiers à tous les arrangemens qu'il voudroit lui propofer. Cette lettre dut caufer au fieur Dupuy une bien agréable furprife. Il l'envifagea fans doute, comme l'heureufe annonce d'un calme prochain, & il ne fe trompa pas. Une utile & agréable correfpondance avec M. le Baron de Caftelet fuccéda aux fâcheufes difcuffions dont on a parlé. L'eftime & la reconnoiffance ont pris dans le cœur de M. Dupuy la place qu'y occupoient autrefois des fentimens oppofés ; & l'admiration que lui caufe la grandeur d'ame de celui qu'il avoit outragé, eft le dernier terme auquel ont abouti tous fes écrits, toutes fes démarches, & tout le bruit qu'a fait fon Obfervation. Nous fommes enchantés de pouvoir en terminer l'hiftoire par ce trait, qui fait un honneur infini à M. le Baron de Caftelet, & qui n'eft pas moins flatteur pour M. Dupuy.

Nous ne pouvons cependant nous difpenfer de faire remarquer l'étrange embarras du Journalifte de Médecine, dans l'affaire préfente. Il veut prendre la défenfe de M. de la Porcherie, contre M. de Chévy, Médecin des Etats de

Bretagne ; & , après avoir tranfcrit une lettre de ce dernier, qui écrafe le fieur de la Porcherie (r), le Journalifte fe contente de dire que , comme *M. de Chévy défigure l'Obfervation de M. Dupuy, pour y répondre avec plus d'avantage, & que d'ailleurs il fe montre , malgré tous fes titres, peu inftruit en Médecine, il fe croit difpenfé d'en rien extrai re (s).*

Voilà qui eft admirable : le Journalifte fe porte pour apologifte d'une Obfervation défigurée, & il n'extrait pas un feul mot de l'écrit qui la défigure. Il croit répondre victorieufement à tout, en difant que l'Auteur *fe montre peu inftruit en Médecine.* Peut-on faire une apologie plus courte, plus folide, plus lumineufe & plus honnête ?

Après la lettre de M. de Chévy, le Journalifte en tranfcrit une du fieur de Péronne, qui certifie avoir été guéri d'une maladie défefpérée, par trois cents prifes de la Poudre : ce nombre étonne le Journalifte, & il s'écrie avec furprife : *Quel eft le malade qui, dans le cours d'une maladie, prendroit trois cents purgations qui lui feroient préfcrites par un Médecin (t)?* Nous ne pouvons deviner le fens de cette phrafe. Si le Journalifte prétend répandre des doutes fur l'exactitude du fieur de Péronne, c'eft une injure

─────────────────────────

(r) Cette Lettre eft du 27 Mars 1764.
(s) Journal de Médecine, Tome 20, page 534.
(t) Ibid. page 539.

auffi

auffi déplacée qu'inutile. On ne nie pas des faits de cette nature, qu'on n'ait de bons garans. Si le Journalifte prétend blâmer la conduite du fieur de Péronne, & perfuader qu'il a trop pris de purgations, nous conviendrons avec lui qu'il n'y a ni malade ni homme bien portant, qui pût réfifter à trois cents purgations ordinaires. Mais la fanté du fieur de Péronne, rétablie par trois cents prifes de la Poudre, convaincra tout homme impartial de l'énorme différence qui diftingue la Poudre d'Ailhaud, des purgatifs ordinaires. C'eft tout ce que l'on peut conclure de la furprife du Journalifte. Le fieur de Péronne ajoute que, depuis fa guérifon arrivée, il a eu, dans l'efpace de fix ans, *diverfes autres maladies, comme fluxion de poitrine, & fauffe pleuréfie, toutes guéries par le fecours de ladite Poudre.* Pour tout commentaire à cette allégation, l'agréable & badin Journalifte remarque judicieufement que *la Poudre, en rétabliffant la fanté, a auffi le privilége d'apprendre à connoître les maladies.* Il eft à préfumer qu'en guériffant fes malades, le Journalifte leur donne à tous un Brevet de fanté, au moins pour fix ans ; fans quoi, la fine plaifanterie qu'il place ici, lui feroit plus de tort que de profit.

Enfin, le Journalifte tranfcrit la déclaration de Robert ; &, juftement indigné d'être forcé d'avilir fa plume jufques fur *un traîneur, un*

G

malheureux, un misérable gagne-denier (*u*), la patience lui échappe, & dans son émotion, il se livre à tous les écarts d'une imagination troublée.

1° Il fait un crime à Robert d'avoir attribué la maladie de sa femme à l'imprudence qu'elle eut de laver du linge, deux ou trois jours après une fausse couche. Ce n'est pas sans doute l'exactitude des conjectures de Robert, que le Journaliste conteste ; car le sieur Dupuy assure, tout comme Robert, que Louise Lené *étoit retombée* le 28 Juillet, *pour avoir lavé la veille ; que les tranchées avoient reparu ; qu'elles étoient vives*, &c. (*x*) Mais ce qui révolte, avec raison, le Journaliste, c'est l'attentat de ce *malheureux*, qui, sous prétexte qu'il est mari, s'avise de philosopher sur la maladie de sa femme, &, qui plus est, de raisonner juste. Où en seroit la Médecine, si de tels crimes demeuroient impunis ?

2° Le Journaliste se récrie encore contre la déclaration de Robert, parce qu'elle caractérise la maladie de Louise Lené *d'inflammation dans le bas-ventre*, & de dépôt. Entreprise inouïe qui tendroit à la ruine prochaine de la Médecine, si

---

(*u*). Ce sont les basses épithètes par lesquelles le Journaliste désigne Robert, & soulage son indignation contre lui. On devineroit aisément quelle est l'Académie dans laquelle le Journaliste a trouvé des modèles d'un si noble langage. C'est un beau talent que celui de rencontrer au besoin des expressions si délicates & si bien choisies.

(*x*) Journal de Médecine, Tome 19, page 507.

l'on toléroit qu'un *misérable gagne-denier* usurpât
le sacré jargon de la Faculté, & racontât en
bons termes l'espèce de maladie dont sa femme
est morte ! Pour prévenir la contagion d'un si
dangereux exemple, & couvrir son auteur
d'une éternelle confusion, il falloit dire que
Robert étoit un aveugle, & qu'il ne sçavoit ce
qu'il disoit. Le Journaliste rend cette idée d'une
maniere intéressante, en assurant que *trois Méde-*
cins & un Chirurgien, chargés juridiquement de faire
l'ouverture du cadavre, n'ont pas eu le talent de reconnoître cette inflammation & ce dépôt (*y*). Il est
évident que le Journaliste ne garantit point cette
remarque au Public, qui sçait lire & écrire, mais
seulement à Robert, qui ne sçait ni l'un ni l'autre.
Car l'un des trois Médecins assistans à l'ouverture
du cadavre, & principal acteur dans toute l'histoire, le sieur Dupuy parle plusieurs fois, dans
sa relation, des *tranchées* de Louise Lené ; & le
procès-verbal des quatre opérateurs fait une mention expresse des *irritations & vives douleurs in-*
térieures de la défunte. Voilà, ce me semble,
l'inflammation assez reconnue par ces Messieurs.
Quant au *dépôt*, on le trouve disertement reconnu & invinciblement constaté dans le détail
que fait le procès-verbal, *des sérosités très-san-*
guinolentes, dont toute la capacité (de l'abdomen)

____

(*y*) Journal de Médecine, Tome 20, page 539.

étoit remplie … de ce *coagulum d'un sang noir, qui remplissoit toute la capacité* du baffin, *& s'étendoit même aux parties latérales des régions iliaques* (χ). Mais, comme il étoit néceffaire d'humilier ce *miférable gagne-denier*, le Journalifte a cru, qu'en faveur du motif, il pouvoit s'élever au-deffus des règles ordinaires, & dire de fes confreres de la Rochelle, qu'ils n'avoient pas eu *le talent de reconnoître* une inflammation & un dépôt, dont ils avoient cependant donné une defcription fi complette. Le Journalifte pouvoit-il s'y prendre plus heureufement, pour la confufion de Robert, & pour fa propre gloire?

Enfin, le Journalifte s'emporte prefque, & ne fe poffede plus, lorfqu'il trouve dans la déclaration de Robert, que *ce malheureux, qui ne fçait ni lire ni écrire,* s'avife de *décider qu'une prife d'un purgatif draflique n'a pas occafionné la mort de fa femme* (a). Il faut l'avouer, c'eft ici le plus grand des attentats de Robert, & nous n'entreprendrons pas de le juftifier. Nous conviendrons que ce téméraire mari ne s'eft pas contenté de faire une fauffe relation de ce qui a occafionné la maladie de fa femme, & de caractérifer l'efpece de cette maladie; il a ofé encore avancer qu'une prife de la Poudre

____

(χ) Journal de Médecine, Tome 19, page 507.
(a) *Ibid.* Tome 20, page 540.

d'Ailhaud, avalée par ſa femme, n'eſt point ce qui lui a cauſé la mort. Il a fait plus : il a prétendu prouver ſa déciſion, en aſſurant *que, premier d'avoir pris cette Poudre, Louiſe Lené ſouffroit des douleurs ſi exceſſives & ſi violentes, qu'il la croyoit morte à chaque inſtant.* Pitoyable raiſon ! comme ſi un mari *qui ne ſçait ni lire ni écrire,* pouvoit décider que ſa femme ſouffre *des douleurs exceſſives & violentes ;* comme ſi, en ſuppoſant que ces douleurs ſubſiſtoient même avant l'uſage de la Poudre, au point de faire regarder la malade *comme morte à chaque inſtant,* ce même mari pouvoit prononcer dans ſon ignorance, que la Poudre avalée dans ces circonſtances déſeſpérées, n'avoit cauſé ni les vives douleurs antérieures, ni la mort qui s'étoit enſuivie.

Les torts de Robert ſont donc évidens & énormes. 1° En ce que ſa déclaration renferme la relation d'un fait qui doit être réſervée excluſivement à la Médecine. 2° En ce que cette relation eſt exacte, & faire en termes de l'Art. 3° En ce que Robert a voulu juſtifier la Poudre d'Ailhaud d'un crime dont pluſieurs Médecins l'avoient chargée. 4° En ce que Robert ne ſçait ni lire ni écrire. Il eſt donc inévitable d'abandonner la cauſe de Robert, & de ſouſcrire à la cenſure qu'en fait le Journaliſte. Cette admirable cenſure eſt évidemment à l'abri de toute critique, parce que le Journaliſte eſt un Docteur-Régent, membre de plusieurs Académies, sçavant par état, sçachant lire & écrire, &c. Qui pourroit balancer entre le parti d'un Robert qui raisonne juste, quoiqu'il ne sçache ni lire ni écrire, & celui d'un Journaliste fameux, qui réunit quelquefois le talent de bien raisonner à celui de bien écrire ?

Passons à l'Observation de M. Roussin, Docteur en Médecine, & aggrégé au Collége des Médecins de Rennes. Nous ne pouvons revenir de la surprise que cause nécessairement à tout esprit vrai la vue du faux avancé sans pudeur, par des gens décorés d'une profession honorable. Telle est l'observation du sieur Roussin, & de quelques autres dont nous avons à rendre compte. On pourra juger par ces échantillons, du degré de confiance que mérite cette foule d'observateurs, qui, pour décrier la Poudre, sont obligés de recourir aux armes de la calomnie. Nous allons transcrire l'observation du sieur Roussin, telle qu'elle est insérée dans le Journal de Médecine (b). « M. Therié, (c'est une faute d'orthographe, il falloit dire Texier,) » Curé de la Paroisse de S. George, âgé de » trente-six à trente-huit ans, d'un tempéra- » ment vif & sanguin, éprouvoit, depuis » quelque temps, de légers accès de goutte, » mais qui ne venoient qu'à des intervalles

______

(b) Journal de Médecine, Tome 19, page 581.

» très-longs. Ayant senti , pendant quelque
» temps, du dégoût, & un mal-aise considé-
» rable, un de ses confreres l'engagea à pren-
» dre une dose de Poudre d'Ailhaud. Peu de
» temps après qu'il l'eut avalée, elle commença
» à le purger *violemment*. Il se félicita d'abord
» de cet effet; mais *les douleurs vives*, *l'ardeur*
» *& le feu* qu'il sentit dans ses entrailles, lui
» firent connoître, quoiqu'un peu tard, qu'il
» étoit la victime de sa complaisance. Ces éva-
» cuations étant arrêtées au bout de vingt-
» quatre heures, la fièvre s'alluma avec des re-
» doublemens irréguliers ; la respiration devint
» difficile & entre-coupée, le malade éprouva
» une ardeur considérable dans toute l'étendue
» de la poitrine ; & il ne pouvoit pas y faire
» la moindre impression, sans ressentir des dou-
» leurs très-vives. Il survint un crachement de
» sang, du trois au quatre ; & ce ne fut que
» le quatorzieme jour qu'on parvint, à force de
» remèdes, à arrêter les progrès du mal. Le
» malade fut long-temps à se rétablir ; &,
» quoiqu'il ait recouvré sa santé, *ses accès de*
» *goutte sont devenus plus fréquens*; &, depuis
» ce temps-là, il est sujet à des éruptions dar-
» treuses, qui suppurent quelquefois, & dont
» il ne se délivre que par le secours des re-
» mèdes administrés avec méthode. »

Pour apprécier le mérite de cette Observation, il faut entendre M. Texier lui-même, qui

en eſt le ſujet. Voici comme il s'exprime dans une Lettre envoyée au Journaliſte de Médecine.

« Rien ne m'a plus ſupris que de voir mon » nom dans le Journal de Médecine, ſans nulle » participation de ma part.

» Je ne puis me diſpenſer d'atteſter que la » Poudre de M. d'Ailhaud n'a pas fait ſur moi » les effets qu'on annonce.

» Depuis pluſieurs années, j'avois à la lèvre » ſupérieure une éruption dartreuſe ; on me » conſeilla l'uſage d'une pommade (c), qui ren- » voya l'humeur.

» Je ne fus pas long-temps ſans en reſſentir » de grandes incommodités : il me vint un dé- » goût général, un mal-aiſe conſidérable, des » palpitations de cœur, des envies de vomir, » qui m'annonçoient une maladie ſérieuſe.

» En cet état, un de mes amis me conſeilla » l'uſage de la Poudre de M. Ailhaud. Je n'en » pris qu'une ſeule doſe, qui me purgea *ſans* » *douleur ;* néanmoins la maladie qui avoit déja » fait de grands progrès, continua & dégénéra » en fluxion de poitrine, maladie que j'avois » eſſuyée deux autres fois dans les années pré- » cédentes : je ne me trouvai mieux que lorſ-

---

(c) Le Journaliſte de Médecine, qui tranſcrit cette Lettre, dit une *Poudre*, au lieu d'une *Pommade*. Seroit-ce que ſon animoſité contre la Poudre d'Ailhaud lui a tellement troublé la vue, qu'il croit rencontrer à chaque pas cet objet odieux ?

» que l'humeur reparut, & reprit son siége or-
» dinaire. J'ai depuis conseillé l'usage de la Pou-
» dre à plusieurs, *qui n'en ont éprouvé que de*
» *très bons effets*, ce que je certifie véritable.
» A Rennes, ce 10 Janvier 1764. *Signé*, L.
» M. Texier, Curé de S. George. »

Il est inutile de commenter cette lettre. On
ne peut donner un démenti plus formel, qu'en
assurant que *la Poudre d'Ailhaud n'a pas fait*
sur moi les effets qu'on annonce; & comment
concilier le témoignage du malade qui se dit
purgé *sans douleur*, avec celui du Médecin qui
le dit purgé *violemment*? Le Journaliste de Médecine ne prononce pas sur cette évidente contradiction, & se contente de remarquer que,
malgré les bons effets de la Poudre d'Ailhaud,
le mal de M. Texier *fit des progrès; qu'il éprouva*
une fluxion de poitrine, qui ne fut guérie que
lorsque l'humeur dartreuse parut au dehors. Remarque bien inutile, puisque M. Texier lui-
même l'avoit faite avant le Journaliste. Et d'ailleurs que prouve-t-elle contre la Poudre d'Ailhaud ? Prétend-on anéantir *ses bons effets*,
parce qu'une seule dose n'a pas arrêté sur le
champ une maladie considérable, *qui avoit*
déja fait de grands progrès? Quelle absurdité !

La lettre de M. Texier ne relève pas toutes
les faussetés de l'Observation du sieur Roussin.
M. de Chevy, Médecin des Etats de Bretagne,
en fait le supplément de la maniere qui suit.

G v

« J'ajouterai, Monsieur, que M. Texier...
» *m'a attesté n'avoir jamais ressenti aucune atta-*
» *que de goutte;* & que, s'étant livré aux soins
» de la Faculté, dans une fluxion de poitrine,
» maladie qui lui est familiere, & qu'il n'attri-
» bue qu'aux pénibles exercices auxquels son
» ministère, en qualité de Curé, l'oblige; que
» ces Messieurs, dis-je, voulurent lui persua-
» der que le mal des pieds, pour y avoir été
» saigné, étoit la goutte que le reméde violent
» & corrosif, &c. (les Poudres) lui avoient
» occasionné. *Nota,* qu'il y a de cela trois ou
» quatre ans : il en a perdu l'époque, parce
» que jamais, dit-il, je ne me susse attendu que
» l'ont m'eût, par la suite, forcé à m'en ressou-
» venir. Certains ménagemens, eu égard à la
» place qu'il occupe, & au désintéressement de
» son Médecin, l'ont empêché de renfermer
» dans son Certificat tout ce que je cite, m'en
» laissant le soin. »

Voici la remarque du Journaliste de Médecine sur ce supplément à la lettre de M. Texier.
« Ce Prêtre sent des douleurs aux pieds ; un
» Médecin éclairé lui dit que c'est la goutte : il
» aime mieux en croire un empyrique sans ta-
» lens, qui l'assure que c'est l'effet des sai-
» gnées qu'on lui a faites. » Il sera bientôt difficile de décider qui, du sieur Roussin, ou du
Journaliste, est le plus ennemi de la vérité. Le
premier commence par attribuer à M. Texier *de*

légers accès de goutte, qui ne venoient qu'à des intervalles très-longs, & qui, depuis la dose de Poudre, *sont devenus plus fréquens*. M. Texier le désavoue en attestant lui-même n'avoir jamais ressenti aucune attaque de goutte ; & il donne la preuve, par l'embarras où il est de fixer l'époque d'une douleur passagère aux pieds, dont il ne se fût jamais attendu qu'on l'eût forcé à se ressouvenir. Là-dessus le Journaliste de Médecine prend la parole ; &, confondant M. Texier avec M. de Chévy, il met les discours du premier dans la bouche du dernier, pour pouvoir décharger sur celui-ci une partie de sa bile. Il suppose que c'est M. de Chévy qui a persuadé à M. le Curé de Saint-George, que son mal aux pieds n'étoit point la goutte, mais seulement *l'effet des saignées qu'on lui a faites* ; sur quoi il l'appelle *un empyrique sans talens*. Mais M. de Chévy n'est ici que l'Historien des discours de M. le Curé de S. George. *M. Texier*, dit-il, *m'a attesté n'avoir jamais ressenti aucune attaque de goutte. Il m'a attesté encore que ces Messieurs* (de la Faculté) *voulurent lui persuader que le mal des pieds, pour y avoir été saigné, étoit la goutte*, &c. Il n'est pas question en tout cela, de l'avis de M. de Chévy : il se borne à raconter ce que *certains ménagemens* de M. le Curé de S. George *l'ont empêché de renfermer dans son Certificat.* C'est toujours M. Texier qui *atteste*, & non M. de

Chévy qui *décide*, qui prononce. Que dirons-nous donc de cette phrase du Journaliste ! M. Texier *sent des douleurs aux pieds : un Médecin éclairé lui dit que c'est la goutte ; il aime mieux en croire un empyrique sans talens, qui l'assure que c'est l'effet des saignées qu'on lui a faites.* Nous n'en dirons rien ; mais nous demanderons seulement si un Ecrivain qui chérit son honneur, & qui respecte les lois de l'équité, peut permettre de tels écarts à sa plume, & traiter *d'empyrique sans talens*, un Confrere qui n'est ici que simple Historien d'un fait non contesté ? Il faut que le Journaliste ait de grands motifs de compter sur l'indulgence du public, pour se flatter qu'on lui pardonnera de telles licences.

Qu'on me permette une petite digression. Je trouve la plus parfaite ressemblance de conduite entre le Journaliste de Médecine, par rapport à la Poudre d'Ailhaud, & MM. les Commissaires de la Faculté de Paris, par rapport à l'inoculation. Cette remarque démontrera de plus en plus que l'esprit de parti, quand on s'y livre, ne permet pas d'appercevoir la poutre qu'on a devant les yeux, tandis qu'on distingue subtilement la paille qui couvre l'œil de nos freres.

En effet, le Journaliste de Médecine avoit communiqué à MM. les Commissaires de la Faculté de Paris, ses Confreres, l'histoire de l'inoculation du fils de M. d'Héricourt, Intendant de la Marine, *comme une preuve de la bénignité de la petite-vérole artificielle* (d) ; mais toute hiftoire favorable à l'inoculation déplaifoit autant à MM. les Commiffaires, que les traits favorables à la Poudre d'Ailhaud ont déplu au Journalifte.

Cependant MM. les Commiffaires ne pouvoient fe difpenfer de rendre compte de l'Obfervation du Journalifte ; ils le firent dans une affemblée où l'obfervateur lui-même étoit préfent ; &, fans s'épouvanter de ce qu'il pourroit dire, ils défigurerent tellement fon Obfervation, que M. de l'Epine en prit occafion de s'écrier : *A moins d'être mortelle, qu'a donc de plus affreux la petite-vérole naturelle ?* Le Journalifte étonné *protefta* fur le champ *contre l'inexactitude* des faits : on lui promit de les rectifier, mais on n'en fit rien ; & le Journalifte crut *devoir au Public, à la Faculté, & à lui-même, de rendre fon Mémoire public, afin de raffurer les perfonnes que ces tableaux défigurés pourroient avoir effrayées* (e).

L'application eft aifée à faire. MM. Dupuy & Rouffin, animés du même efprit que MM. les Commiffaires, ont fait *des tableaux défigurés* de la Poudre d'Ailhaud, & les ont confignés dans le Journal de Médecine. A peine fes tableaux ont vu le jour, que Robert & M. Texier ont

---

(d) Gazette Littéraire du Mercredi 13 Mars 1765.
(e) *Ibid.*

réclamé contre l'inexactitude des faits qui les concernoient, & ont fait pour la Poudre d'Ailhaud, ce que le Journaliste avoit fait pour l'inoculation; mais ils ont été moins heureux que lui. Le Journaliste trouva dans MM. les Auteurs de la Gazette littéraire, de zélés & prompts défenseurs de la vérité. Ils prêterent leurs voix au Journaliste, pour porter sa réclamation partout où s'est étendue la Gazette littéraire, & publierent, le 13 Mars 1765, la lettre de ce Docteur, datée du 6 Mars précédent. Ce n'est pas ainsi que le Journaliste accueillit les réclamations de M. Texier, & de Robert, qui lui furent adressées. Elles lui firent si mal au cœur, qu'il n'eut la force de les publier qu'après plusieurs mois; &, lorsqu'enfin il prit sur lui de faire ce généreux effort, ce ne fut pas pour joindre sa voix à celle des réclamateurs, mais à celle des calomniateurs de la Poudre, & pour faire de son chef avec eux, *des tableaux défigurés*. On en a vu les preuves, & nous ne les répétons pas. Qu'eût-il dit, si, par impossible, MM. les Auteurs de la Gazette littéraire, se déclarant en faveur de MM. les Commissaires, avoient fait à sa réclamation le même traitement qu'il a fait à celles de M. Texier & de Robert? si, pour donner du poids à leur suffrage, ils avoient apostrophé le Journaliste aussi vivement, aussi indécemment, qu'il a apostrophé M. de Chévy son Confrere, & le pauvre

Robert ? fi M. de l'Epine n'avoit répondu à fes plaintes, qu'en le traitant *d'empyrique fans talens*, & en l'honorant de quelques épithètes équivalentes à celles de *malheureux* & de *miférable gagne-denier ?* C'eft à l'amour-propre du Journalifte que nous faifons ces queftions, & nous fommes certains qu'il n'eût pas refté muet. Sa réponfe doit lui deffiller les yeux fur l'injuftice & l'aveuglement de fa conduite, par rapport à la Poudre d'Ailhaud. S'il s'avife de foutenir que le parallèle n'eft pas exact, & qu'il y a des différences d'un cas à l'autre, nous nous engageons à démontrer qu'elles font à fon défavantage.

Le Journal de Médecine n'eft pas épuifé. Nous trouvons, en le fuivant, l'extrait d'une *Lettre de M. Lamoulere*, Chirurgien à Sainte-Colombe, près d'Agen (*f*), digne des mêmes éloges que nous avons donnés à la véracité des fieurs Dupuy & Rouffin. Ce Chirurgien, n'ayant point de mauvais effets à imputer à la Poudre d'Ailhaud, veut lui enlever quelques-uns des bons effets qu'on lui attribue. Il fait pour cela des Obfervations fur une lettre de M. le Marquis de Carboneau, Chevalier de Saint-Louis, inférée dans un des Recueils de M. Ailhaud. « Le » Curé dont il eft fait mention à la page 80, » dit M. Lamoulere, eft un de mes parens,

***

(*f*) Journal de Médecine, Tome 20, page 540.

» Curé à Fontarède ; *il s'en faut de beaucoup*
» *qu'il soit dans un meilleur état aujourd'hui ,*
» *qu'avant de prendre la Poudre :* dans les plus
» vives chaleurs de l'été, comme dans l'hiver,
» il éprouve, dans tout un côté, un froid si
» fort, qu'il est obligé d'avoir recours à l'art,
» pour recouvrer une chaleur que la Nature lui
» refuse. »

Nous interrompons l'extrait de la lettre de
M. Lamoulere, pour placer à côté de chaque
fait les lumieres propres à l'éclaircir. Par
rapport à celui-ci , nous n'avons besoin que de
transcrire une lettre que M. le Curé de Fontarède a adressée au Journaliste de Médecine ,
aussi-tôt qu'il a eu connoissance de l'Observation qui le regardoit. Nous espérons qu'à son
grand loisir, le Journaliste voudra bien publier
cette lettre ; elle est datée du 16. Novembre 1764.

« Le bien de l'humanité & la conservation
» du genre humain m'obligent de vous prier
» d'insérer dans votre premier Journal la vé-
» rité que je vous atteste. Je n'ai jamais connu
» les Messieurs d'Ailhaud ; je ne leur ai jamais
» écrit , ni reçu aucune de leurs lettres. Je me
» trouvai derniérement à Montagnac , Paroisse
» joignante à la mienne , & où je me rends
» souvent pour les besoins spirituels de la Pa-
» roisse. Un Bourgeois vint me joindre en riant ;
» il tâta mon pouls ; il regarda mon visage

» rouge & frais, & me dit qu'il étoit bien fur-
» pris qu'avec un fi bon pouls, & un vifage
» vermeil, je fuffe malade. Je lui demandai
» s'il fe moquoit de moi, où s'il vouloit fe di-
» vertir, m'ayant vu plufieurs fois à toute ex-
» trémité, & à préfent dans une parfaite fanté;
» à quoi il me répondit qu'il venoit de lire dans
» le Journal de Médecine qu'il s'en falloit de
» beaucoup que je fuffe aujourd'hui dans un
» meilleur état qu'avant de prendre la Poudre
» d'Ailhaud. Il y avoit une troupe de Meffieurs
» qui, dans mes maladies, étoient venus fou-
» vent me vifiter, & avoient dit, en fe reti-
» rant, qu'ils ne me verroient plus en vie. On
» badina, on fe divertit; mais je dis à ce Bou-
» geois que je ne croyois perfonne en état d'a-
» vancer ce qu'il me difoit; il me dit qu'il me
» le feroit lire, & alla querir le Journal du mois
» de Juin 1764. Quelle fut ma furprife, & celle
» de ces Meffieurs, qui étoient avec moi ? Et
» qui auroit pu croire qu'un voifin & un parent,
» fe dit-il, eût pu avancer *un menfonge de cette*
» *efpèce ?* Qu'il foit cependant convaincu que,
» comme je n'ai jamais pris de fes remèdes, je
» n'aurois jamais recours à lui. Je paffe une
» partie de *fes fauffes* obfervations; mais il eft
» dit, pages 140 & 141 de votre Journal : *le*
» *Curé dont il fait mention*, (M. le Marquis
» de Carbonneau) page 80, dit M. Lamoulere,
» *eft un de mes parens Curé de Fontarède ;* il s'en

» faut bien qu'il foit dans un meilleur état au-
» jourd'hui qu'avant de prendre la Poudre, &c.
» Que ne pourrois-je pas dire contre une telle
» fauffeté ?

» J'ai été toujours d'une maigreur fans égale,
» toujours malade ou valétudinaire depuis plu-
» fieurs années, à toute extrémité trois fois
» l'an ; au commencement de l'hiver, aux mois
» de Mai & de Septembre : épuifé de forces &
» d'argent, réfigné à la mort, on me parla des
» Poudres d'Ailhaud ; je lus le Traité de 1755
» fur l'origine des maladies. Je ne pus me re-
» fufer au jufte raifonnement de l'Auteur. J'en-
» voyai querir d'abord un paquet à Agen, &
» le lendemain j'en pris une prife ; depuis ce
» tems-la, je n'ai pris d'autres remèdes, ni n'en
» prendrai ; &, à l'âge de foixante-trois ans,
» je jouis d'une meilleure fanté que je n'aye fait
» pendant tout le cours de ma vie. Il eft vrai
» que, depuis fept à huit ans, j'en ai pris deux
» cents prifes, parce que je fuis fort éloigné
» de ma Paroiffe : fouvent j'arrive dans mon
» Eglife glaciale tout ému & en fueur, ce qui
» a caufé bien du dérangement dans ma fanté ;
» mais il s'en faut plus des trois quarts qu'elles
» ne m'aient coûté ce qu'il m'en coûteroit pour
» les autres remèdes. Quel malheur pour moi
» de n'avoir pas connu cet excellent remède
» quarante ans auparavant ! J'aurois joui de la
» fanté dont je jouis à préfent ; & que n'aurois-je

» pas épargné? J'ose donc, Monsieur, vous
» prier derechef, & espérer de votre charité,
» pour le bien de l'humanité, que vous vou-
» drez bien insérer cette lettre dans votre pre-
» mier Journal. »

» J'ai l'honneur d'être très-respectueusement,

» Votre, &c.

» Signé, *Besse de Larroquet*,
» Curé de Fontarède.

» *A Fontarède , près d'Agen , le 16 Novem-*
» *bre 1764.* »

Nous ne faisons point de réflexions sur cette
premiere observation de M. Lamoulere. Il n'est
personne qui ne lui tienne compte *d'un men-*
songe de cette espèce, & d'une partie de ses fausses
observations, dont M. le Curé de Fontarède lui
fait grace. Voyons si la suite répond au début.

« Je ne sçais, poursuit M. Lamoulere, quelle
» étoit la maladie dont M. de Carbonneau dit
» avoir été guéri ; mais je suis très-sûr que
» M. le Curé de Sainte-Colombe , qu'il cite
» comme ayant eu la même maladie, n'avoit,
» lorsqu'il s'est laissé persuader de prendre une
» prise de la Poudre, qu'une légere indisposition,
» qu'un peu de régime & une boisson délayante
» auroient guérie sûrement. »

Pour sçavoir à quoi nous en tenir sur cette
nouvelle observation, il faut la rapprocher de
la lettre de M. le Marquis de Carbonneau.
« Le Curé de cette Paroisse, dit-il, avoit le

» même mal d'eſtomac. Ennemi des Poudres
» d'Ailhaud qu'il frondoit.... il dit qu'il n'é-
» toit pas concevable que, y ayant autant
» d'eſprit parmi lés hommes, ils n'euſſent trouvé,
» pluſieurs enſemble, un remède à tous maux,
» s'il eût été poſſible. Je lui demandai s'il y en
» avoit pluſieurs qui euſſent inventé la poudre,
» les canons, les mortiers & bombes, &c. Il
» fut contraint de céder, & d'en uſer enſuite
» ſept à huit mois après, & convint que le
» même jour il s'étoit ſenti rétabli ſans être
» tracaſſé ni rebuté, comme il l'avoit été par
» la médecine qu'il avoit priſe avant, ſans ſuc-
» cès. »

Nous doutons qu'on puiſſe appeler *une légère indiſpoſition*, un mal d'eſtomac ſemblable à ce-lui de M. le Marquis de Carbonneau, accom-pagné *d'envies de vomir ſans le pouvoir*, & pen-dant lequel on ne peut *ni manger ni dormir (g)*. Mais, ſans inſiſter ſur l'entiere partie des ſymp-tômes que M. le Marquis de Carbonneau ne compare pas en détail, peut-on qualifier de *légère indiſpoſition*, un mal d'eſtomac, pour lequel, au bout de *ſept ou huit mois*, M. le Curé de Sainte-Colombe eſt obligé *d'uſer* de la Poudre d'Ailhaud, n'ayant pu le vaincre par les

----

(g) Voyez la Lettre de M. le Marquis de Carbonneau, du 26 Juin 1762, dans le III. Recueil des Guériſons, page 233.

remèdes ordinaires *qu'il avoit pris avant sans succès ?* & y a-t-il seulement de la vraisemblance à dire *qu'un peu de régime & une boisson délayante auroient guéri sûrement* un mal si rebelle & si opiniâtre ?

« Quant à cette pauvre fille sans ressource, » continue M. Lamoulere, acccablée par la » fièvre, nous observerons à son sujet, que les » fièvres intermittentes dont sont attaqués, dans » le printems & l'automne, les habitans de ce » pays, cedent aisément à des remèdes très-sim- » ples, & pourroient être guéries par le régime » seul, s'il étoit possible d'y astreindre les ma- » lades. C'est donc sans fondement que l'on » veut persuader au public que cette guérison » est un prodige remarquable. »

Voici la narration de M. le Marquis de Car- bonneau : « Une pauvre fille, sans ressource, » mendiant son pain, accablée par la fièvre » *depuis deux à trois mois, n'en pouvant plus ;* » j'apprends son état par le Vicaire.... je don- » nai deux prises : la premiere resta dix heures » sans opérer, & la purgea toute la nuit ; on » lui donna la seconde le lendemain, qui la » purgea parfaitement, & arrêta la fièvre. Qua- » tre jours après, on la vit à la fête votive » de la Nexe, à demi-lieue de chez elle, men- » diant son pain : ce sont des faits connns de » toute cette Paroisse qui est fort bien habitée. »

Croira qui voudra, sur la parole de M. Lamoulere, qu'une fiévre *de deux ou trois mois* est à ce terme une de ces fiévres *qui cedent aisément à des remèdes très-simples*, & dont la guérison opérée en deux jours, n'a rien de *remarquable*. Pour moi, je ne puis m'empêcher de croire que M. Lamoulere lui-même se fût fait grand honneur de cette guérison, si le remède qui l'a procurée fût sorti de ses mains. Et de bonne foi, pour effacer le merveilleux qu'on attribue à la Poudre, falloit-il choisir une guérison qui frappe, par sa promptitude, les esprits les moins prévenus en faveur de ce remède ? Qu'on mette entre les mains de toute la Faculté assemblée, *une pauvre fille sans ressource, accablée par la fiévre depuis deux à trois mois, n'en pouvant plus ;* & qu'on dise à ces Messieurs qu'il faut la guérir radicalement de la fiévre en deux jours, & la mettre en état d'aller *dans quatre jours* mendier son pain, *à demi-lieue de chez elle :* qu'on décide à la pluralité des voix, non si cette guérison est physiquement possible, mais si elle est vraisemblable, & si on peut moralement l'espérer dans un terme si court. M. Lamoulere croit-il que le grand nombre des voix sera pour l'affirmative ? &, s'il est persuadé du contraire, comme nous le présumons de ses lumieres & de son expérience, comment ose-t-il dire que *c'est sans fondement que l'on veut persuader au public que cette guérison est un prodige remarquable ?*

Après tout, nous ne prétendons pas que toutes

les guérisons rapportées dans les Recueils de M. Ailhaud tiennent du miracle : il y en a plusieurs sans doute que les remèdes ordinaires auroient pu procurer : mais, outre que ces guérisons communes prouvent au moins que la Poudre d'Ailhaud vaut autant que les remèdes ordinaires, il faudroit être de bien mauvaise foi pour désavouer qu'il s'y en trouve un très-grand nombre, dont la plus sçavante médecine n'oseroit peut-être se flatter de venir à bout, dont elle se glorifieroit avec juste raison, si elle les avoit opérées, & dont on ne lit le détail qu'avec admiration & étonnement. Entreprendre de détruire ces dernieres, & d'en effacer l'impression, c'est manquer d'équité ; mais, choisir pour les matériaux d'une telle entreprise, l'histoire d'une guérison dont la Faculté assemblée ne voudroit pas se charger, c'est assurément manquer de jugement ; & c'est le cas du sieur Lamoulere.

Ce faiseur d'observations termine sa lettre en disant : « Telles sont les guérisons surprenantes » que la Poudre d'Ailhaud a opérées dans ce » canton : tels sont les malades qu'elle a re- » tirés du tombeau. Ne suis-je pas en droit de » douter de tous les autres effets qu'on leur at- » tribue, dès qu'ils ne sont observés que par » des personnes sans principes & sans lumieres » dans l'art de conserver & de rétablir la » santé ? »

Oui, sans doute, nous regardons la guérison de M. le Curé de Fontarède, & de cette pauvre fille, comme *deux guérisons surprenantes*; & nous mettons celle de M. le Curé de Sainte-Colombe, au rang de celles dont la Médecine ordinaire se feroit honneur. Qu'on juge des autres par celles-là ; nous y consentons. Dès qu'on ne pourra les combattre que par de faux exposés, comme l'a été la guérison de M. le Curé de Fontarède , ou par des absurdités qui révoltent le sens commun, comme celles de M. le Curé de Sainte-Colombe & de cette pauvre fille, il sera toujours vrai de dire que la Poudre d'Ailhaud aura opéré des prodiges jusqu'alors inconnus à la Médecine; & il n'y a pas grande apparence que ceux qui voudront les contester, fassent fortune dans le monde. Nous ne présumons pas que le sieur Lamoulere ose s'y montrer de nouveau. L'humiliant démenti qu'il s'est attiré, pour la premiere fois qu'il paroît, de la part d'un Curé qu'il dit son parent, & sur les reproches duquel il n'a eu ni le courage, ni les moyens de se justifier, réduiroit au silence l'Ecrivain le plus effronté. Nous sommes fâchés de ne le connoître que par un endroit si vil & si méprisable (*h*).

(*h*) La Lettre de M. le Marquis de Carbonneau, contredite par M. Lamoulere, est la premiere des deux Lettres dont nous avons parlé aux pages 43 & 44, comme ayant été querellées par les adversaires de M. Ailhaud. Nous croyons avoir rempli l'engagement que nous avons pris de la justifier.

M.

M. Delamaziere, Médecin de Poitiers, est le dernier Observateur dont le Journal de Médecine ait publié les sçavantes recherches contre la Poudre. Sa lettre vient immédiatement après celle de M. Lamoulere, comme pour continuer la chaîne des faussetés dont ce volume particulier du Journal est rempli (i). Avant que de parler des Observations, il faut nous arrêter un instant sur le préliminaire qui les précède.

Ce Docteur, dont nous n'avons dit qu'un mot à la page 55, parce qu'il n'avoit dit lui-même qu'un mot en passant contre la Poudre, est revenu à la charge, & s'est voulu distinguer parmi les adversaires de ce remède, par une lettre *ad hoc*. Il entre en matiere, en assurant le Journaliste que les observations communiquées à son Journal, touchant les effets funestes des Poudres d'Aix, & le jugement qu'en a porté M. Vandermonde, *son illustre prédécesseur*, n'ont pas peu contribué à dissuader une partie de leurs panégyristes. Mais, comme il s'en trouve encore *quelques-uns* qui ne sont pas entiérement dissuadés, il prend la plume pour leur *faire connoître* la fausse idée qu'ils ont conçue de ce remède, & les engager à devenir dans la suite plus circonspects.

Il est heureux pour les adversaires de la Poudre, de se persuader que le nombre des partisans de ce remède diminue sensiblement, &

____

(i) Journal de Médecine, Tom. 20, pag. 542.

H

qu'il n'en reste plus que *quelques-uns*. Cette douce illusion les fait jouir des charmes de la victoire ; & il est vraisemblable que c'est dans la vue de cueillir les derniers lauriers, que M. Delamaziere entre en lice pour combattre le peu qui reste de panégyristes de la Poudre. Flatté, comme tant de Docteurs, de cet agréable songe, il s'écrie avec enthousiasme : « Que M. Ailhaud n'éclate » donc plus en invectives contre les Médecins Fran- » çois qui communiquent des Observations con- » traires à ses intérêts ! Les Médecins étrangers ne » lui sont pas plus favorables. » Rempli de cette idée, M. Delamaziere appelle à son secours ces *Médecins étrangers*, pour achever la défaite de M. Ailhaud ; & il se trouve que ces Médecins étrangers sont un, & que cet un, c'est M. Tissot (*k*).

____

(*k*) Outre M. Tissot, on pourroit encore compter l'Anonyme Italien, dont nous avons parlé ; mais M. Delamaziere n'en avoit aucune connoissance ; &, par rapport à lui, il est toujours vrai de dire que M. Tissot, tout seul, forme le Corps des *Médecins étrangers*.

Si nous ne craignions de déplaire à M. Delamaziere, nous citerions, en passant, *huit Médecins étrangers* de divers Royaumes, zélés partisans de la Poudre. Ils avoient parlé en faveur de ce remède, avant que M. Tissot se déchaînât contre (*). Leur suffrage ne pourroit-il balancer dans l'esprit de M. Delamaziere, l'autorité solitaire de M. Tissot ? Et la voix de celui-ci seroit-elle, exclusive-ment aux autres, la voix de la *Médecine étrangère* ?

(*) Voyez le III & le IV Recueil des Guérisons. Dans le III, on trouve le nom de cinq Médecins Siciliens ; MM. Paul Léon, Pierre Récupero, François Leblanc, Martin Pis-copo, J. B. Savoca. Dans le IV, celui de deux Médecins Allemands, & d'un Médecin *Espagnol* ; MM. Humbert, Helling, & Yzuriaga.

Lui seul se présente pour aider M. Delamaziere
dans le combat : néanmoins l'illusion dure toujours, & M. Delamaziere ne s'éveille point encore. Foible par lui-même, il se revêt des armes
de M. Tissot, décoche contre la Poudre trois
phrases ronflantes du docteur de Lausanne, &
croit voir M. Ailhaud abattu à ses pieds. Cela
ne lui suffit pas ; il veut voir toute sa secte con-
vaincue. Il revient en diligence des pays étrangers, & laisse M. Tissot pour se mettre sous
les drapeaux de M. Thiéry, & de M. Dupuy
de la Porcherie. Il rêve avec eux que l'Espagne & la Moscovie ont proscrit la Poudre,
sous les peines les plus rigoureuses ; & s'imagine voir la secte mourante, expirer en tous
lieux sous le coup mortel de cette proscription.
A ce moment, & pas plutôt, un nouvel enthousiasme saisit notre Docteur. Il se détache de
ses maîtres pour combattre seul ; &, croyant
n'avoir à faire qu'à des morts, sa bravoure l'emporte, & lui fait faire des prodiges de valeur. Il
tombe sur les ennemis terrassés, avec trois Observations assommantes, & triomphe de leur défaite, comme si elle eût été son ouvrage. . . .
Pourquoi troubler une si douce erreur, & dissiper l'enchantement d'un si beau songe ? Nous
voudrions bien que tous les partisans de la Poudre d'Ailhaud se fussent tenus dans le silence,
pour ménager au sieur Delamaziere la jouissance
de ses rêveries : nous n'aurions garde de faire

le moindre bruit, de peur de l'interrompre. Mais il s'est trouvé malheureusement à ses côtés un homme trop ami du vrai, pour conniver au mensonge de son triomphe : il a élevé la voix pour répondre aux trois observations de notre Docteur ; &, ces observations n'ayant pas la vérité pour base, il n'a pas été difficile de les détruire. Leur chute a dû dissiper le prestige, & arracher le sieur Delamaziere aux douceurs de son rêve. Historien de la Poudre, il est de mon plan de rendre compte des Observations du sieur Delamaziere, & des remarques de son Censeur. Je le ferai très-briévement.

La premiere observation regarde la fille du sieur Robineau, âgée d'environ onze à douze ans, d'un tempérament délicat, qui fut attaquée d'une fiévre intermittente, pour laquelle on fit usage des remèdes ordinaires. On ne fut pas apparemment content du succès, puisqu'on eut recours aux Poudres d'Aix. Deux prises qu'on fit avaler à la malade, en deux jours consécutifs, ne l'empêcherent pas de mourir le jour même de la seconde prise. Selon la rubrique, M. Delamaziere fait dire à la malade *qu'elle étoit empoisonnée* : le Médecin accourut, & ne put obvier aux accidens : *il demanda avec instance qu'il fût permis de faire l'ouverture du cadavre, ce qui lui fut refusé opiniâtrément* (l).

____

(l) Journal de Médecine, Tome 20, page 546.

La seconde observation regarde Madame Laurendeau, qui fut attaquée à la campagne, d'une fiévre synoque putride, dans le mois d'Août ou de Septembre. On fit appeler deux fois le Médecin ordinaire de la maison, *qui, par le grand nombre d'occupations qu'il avoit, ne put s'absenter.* On eut recours à un autre, qui fut dans le même cas ; &, pour comble de malheur, on n'eut jamais la pensée de demander le sieur Delamaziere, qui, dans son grand loisir, auroit pu voler au secours de la malade. Dans cette extrémité, M. Laurendeau *se tourna du côté des Poudres d'Aix, dont il avoit entendu dire des merveilles* (m). Après deux prises, la malade parut soulagée, la fiévre cessa, & Madame Laurendeau entra en convalescence. *Elle ne se ménagea pas pour-lors, autant que l'exigeoit son état ; elle accorda trop à son appétit, faisant même usage de nourriture difficile à digérer. Par cette mauvaise conduite .... on vit bientôt toute l'habitude du corps devenir œdémateuse* (n). M. Delamaziere ne dit pas que Madame Laurendeau prit alors des remèdes ordinaires : il assure même que, *par une répugnance invincible, elle ne put condescendre à ce qu'on exigeoit d'elle.* On eut donc recours une seconde fois aux Poudres d'Aix : on lui en fit prendre plusieurs prises ; &

______

(m) Journal de Médecine, Tom. 20, pag. 547.
(n) *Ibid.* page 548.

H iij

la narration de M. Delamaziere conduit à penfer que leur effet la conduifit au tombeau, dans
le commencement du mois de Janvier fuivant.

La troifieme obfervation regarde le Révérend
Pere Denis, Minime, qui, pour quelques légères indifpofitions, fe laiffa perfuader par un
de fes Confreres de prendre les Poudres d'Ailhaud. *Il eut la douleur de voir fon mal s'accroître de jour en jour : il s'opiniâtra néanmoins à
fuivre la théorie de M. Ailhaud, par l'affurance
que lui donna fon Confrere, d'une prompte guérifon. Les promeffes furent vaines. Ce religieux étant
arrivé à Poitiers, devint languiffant, quelques
mois après, tomba dans l'hydropifie afcite, dont
il eft mort, malgré l'adminiftration des remèdes les
mieux indiqués* (o).

Nous ne répondrons à ces trois obfervations
de M. Delamaziere, qu'en tranferivant une Lettre
de M. Supervielle, Directeur des Poftes de
Poitiers, qui redreffe les inexactitudes de l'obfervateur. Cette Lettre eft du 27 Février 1765,
dans le Ve Recueil des Guérifons.

A M. Afloud, à Avignon.

« J'ai fait paffer de vos imprimés à Meffieurs
» nos Médecins; il feroit à fouhaiter pour l'hu-
» manité qu'ils puffent les lire fans préjugé, &

____

(o) Journal de Médecine, Tom. 20, pag. 549.

» qu'ils se rendissent à vos solides raisonnemens :
» les hommes s'en trouveroient mieux , & ne
» languiroient pas aussi long-temps qu'ils le sont
» entre leurs mains : il est vrai que leurs profits
» ne seroient pas si considérables , s'ils vouloient
» seulement tolérer l'usage des Poudres ; mais
» que ne font-ils pas pour les décrier ? Un de
» leurs malades meurt-il entre leurs mains ? ce
» sont les Poudres qui l'ont tué , sans cependant
» qu'il en ait jamais usé. Quelqu'un guérit-il par
» l'usage des Poudres ? c'est qu'il n'étoit pas
» malade , ou que sa maladie étoit une baga-
» telle. Voilà le langage de la plûpart de ces
» Messieurs. On voit cependant tous les jours
» des malades languir entre leurs mains ; aban-
» donnés même de la Faculté , faire ensuite
» usage des Poudres ; on leur voit reprendre
» toute leur santé ; pour lors ils gardent le *tacet* ;
» il n'est point question de l'efficacité & de la
» vertu des Poudres , mais des remèdes qu'ils
» leur ont ci-devant appliqués. Si quelqu'un , à
» l'extrémité & abandonné de son Médecin ,
» prend des Poudres , & qu'il meure , ce sont
» les Poudres qui l'ont empoisonné , quand il
» n'en auroit pris qu'une prise , sans réfléchir
» qu'ils ont employé pour lui toutes leurs res-
» sources. Vous en avez un exemple dans les
» trois observations faites dans la Lettre du 22
» Janvier 1764 , écrite à M. Roux , Auteur du
» Journal de Médecine. Il est vrai que Madame

» Laurendeau est morte après avoir fait usage
» de plusieurs prises des Poudres, mais elle ne
» commença à en prendre qu'après qu'on *l'eut*
» *épuisée par quantité de remèdes*. Son épuisement
» étoit si fort, qu'il ne lui permit pas de ressentir
» les effets merveilleux des Poudres, dont elle
» se seroit infailliblement bien trouvée, si elle
» eût commencé d'en prendre plutôt, & avant
» de se mettre entre les mains de son Médecin ;
» *c'est ce qui accable aujourd'hui de remords son*
» *mari*. La fille du sieur Robineau est morte
» aussi à la suite de deux prises de Poudre ;
» mais quand est-ce qu'on les lui fit prendre,
» sinon *après avoir épuisé son jeune & foible tem-*
» *pérament* par une quantité de remèdes ? *Je*
» *n'ai cependant jamais entendu murmurer* dans
» la famille de cette jeune fille touchant l'effet
» des Poudres, *& il n'a jamais été question de*
» *faire l'ouverture du cadavre*. C'est donc mal-
» à-propos qu'il en a été fait mention dans la
» premiere observation de la Lettre écrite à
» l'Auteur du Journal de Médecine. Quant au
» Pere Denis, Minime, *tous ses Confreres igno-*
» *rent qu'il ait fait usage des Poudres*, & m'ont
» assuré qu'il étoit arrivé à Poitiers dans un état
» très-languissant, dans l'espérance que le chan-
» gement d'air pourroit le rétablir ; mais tout
» fut inutile ; il paya le tribut à la nature, *sans*
» *qu'aucun de ses Confreres ait connoissance qu'il*
» *ait fait usage des Poudres*. Enfin, si c'est un

» poison, comme on veut le persuader dans la
» Lettre écrite à l'Auteur du Journal, le poison
» seroit bien lent, du moins chez moi, puisque,
» depuis plus de six ans que j'en fais usage, à
» la suite d'une maladie de plus de huit ans,
» qu'on caractérisoit de rhumatisme d'entrailles,
» qui m'occasionnoit des coliques d'estomac des
» plus violentes, & que chaque accès, quoique
» très-fréquent, faisoit craindre pour mes jours,
» je subsiste encore, & me porte très-bien de-
» puis que je fais usage de vos Poudres; car,
» malgré tous les remèdes qu'on m'appliquoit,
» les eaux de Balaruc, de Cauterest & de
» Barèges, je n'ai trouvé aucun soulagement
» qu'après avoir quitté tous ces remèdes, &
» fait usage des Poudes, à qui seules je
» dois mon entiere guérison. Si l'Auteur de la
» Lettre paroît si ennemi des Poudres, il n'en
» est pas de même de la plûpart de ses Confre-
» res, qui m'ont souvent dit fort prudemment:
» nous n'ordonnons pas les Poudres, parce que
» nous n'en connoissons pas la composition; &
» c'est la même raison qui nous empêche de les
» désapprouver chez ceux qui ont envie d'en faire
» usage, avec d'autant plus de raison, que nous
» voyons qu'elles produisent tous les jours de très-
» bons effets. Il faut donc conclure que l'exposé
» de l'Auteur de la Lettre n'est qu'un préjugé, dont
» il reviendra lorsqu'il aura acquis plus d'expé-

H v

» rience, &c. Signé *Supervielle*, Directeur des
» Postes. *A Poitiers, le 27 Février 1765.* »

Il ne nous reste plus qu'un Observateur à passer en revue. C'est M. Pinot, Docteur de Montpellier, Médecin du Roi à Bourbon-Lancy, Intendant des Eaux, en survivance, & Correspondant de l'Académie de Dijon. Le Journal de Médecine n'a point publié ses observations, quoique très-dignes d'y occuper une place ; & l'Auteur a été obligé de les faire imprimer lui-même à Moulins, chez la veuve Faure, 1765.

Ces Observations, au nombre de trois, doivent prouver, selon l'Auteur, que la Poudre d'Ailhaud est un remède *empyrique, infidelle & dangereux*. Pour conduire les lecteurs à cette conclusion, que M. Pinot croit démontrée, il attaque d'abord la Poudre sur l'arrogance de son titre de *Médecine universelle* ; sur l'insuffisance des témoignages dont on l'appuie ; sur le caractère d'esprit de ses Auteurs, &c. Il trouve par-tout des notes d'infamie contre la Poudre, & il acheve d'en démontrer les dangers par trois observations personnelles dont il fait le détail.

Quand cet écrit parut, j'avois beaucoup avancé mon Discours historique ; & je me proposois d'analyser ici cet ouvrage, à la suite des autres dont je viens de rendre compte. Mais certaines raisons me déterminerent à m'en occuper spécialement ; & j'en fis une réfutation particuliere, qui fut imprimée à Carpentras, par Dominique-Gaſpard Quenin, en 1767 (*p*).

Je n'entrerai point dans le détail de mes réponſes à cet Ecrivain : je crois l'avoir ſuivi pas à pas ; & ſon ſilence me donne lieu de croire qu'il abandonne lui-même ſa propre apologie (*q*). Il eſt difficile de fournir plus de matiere à une judicieuſe critique, que j'en ai trouvé dans le petit Ecrit du ſieur Pinot. Pour ne pas prolonger inutilement ce Diſcours hiſtorique, je prie mes lecteurs de recourir à la *Lettre critique* même. Ils ſe convaincront de l'exactitude du réſumé que j'en ai fait en la terminant. Je me contente de tranſcrire ici ce morceau, pour donner une idée de mes réponſes.

« Vous proſcrivez la Poudre d'Ailhaud comme
» un remède empyrique, infidelle & dangereux,

(*p*) La Brochure où ſe trouve cette réfutation, eſt intitulée : *Démêlé littéraire ſur la Poudre d'Ailhaud, ou Recueil de pluſieurs Ecrits intéreſſans pour & contre ce remède.* Les *Obſervations* de M. Pinot *ſur les Poudres d'Ailhaud*, ſont le troiſieme Ecrit de cette Collection ; la *Lettre critique* que je lui ai adreſſée ſous le nom de *L'Ami des Malades*, eſt le cinquieme.

(*q*) L'annonce qui m'avoit été faite d'une réponſe du ſieur Pinot à ma *Lettre critique*, a ſuſpendu juſqu'aujourd'hui l'impreſſion de ce Diſcours hiſtorique. L'attente d'un nouvel écrit du ſieur Pinot, m'engageoit à différer, pour pouvoir ajouter à ce Diſcours les réflexions que la nouvelle production du ſieur Pinot m'auroit fait naître. Mais, comme après deux ans d'attente, rien ne paroît, j'ai lieu de croire que l'enfantement annoncé s'eſt terminé par un avortement, & ce ſeroit envain que j'attendrois d'avantage.

H vij

» 1º Parce que son titre de *Médecine uni-*
» *verselle* vous a paru arrogant.

» 2º Parce que le Syſtême qui l'accompa-
» gne vous a paru ridicule.

» 3º Parce que les Auteurs du remède vous
» ont paru très-mépriſables.

» 4º Parce que leurs obſervations vous ont
» paru inſuffiſantes.

» 5º Enfin, parce que vos obſervations con-
» traires vous ont paru complettes & démonſ-
» tratives.

» Voici ſur tout cela mon petit jugement :
» j'en ai donné d'avance les motifs, & je ne
» les répéterai pas.

» 1º Vous n'avez attaqué par aucune raiſon
» ſolide, ni l'exiſtence, ni la poſſibilité d'une
» *Médecine univerſelle,* ni les raiſonnemens par
» leſquels M. d'Ailhaud établit l'une & l'autre ;
» comment avez-vous donc prouvé l'arrogance
» de ce titre ?

» 2º Vous n'avez pas même attaqué un ſeul
» article du ſyſtême des MM. d'Ailhaud ; de
» quel droit vous êtes-vous aviſé de le taxer
» de *ridicule ?*

» 3º MM. d'Ailhaud ont, par leur Re-
» mède & leurs Ecrits, mérité les éloges du
» Public, & les récompenſes du Roi ; par quelle
» fatalité ce même Remède & ces mêmes
» Ecrits leur attirent-ils vos blâmes & vos
» mépris ?

» 4° Vous avez attaqué l'infuffifance des
» Obfervations publiées par MM. d'Ailhaud ;
» mais, pour réuffir dans cette attaque, il a
» fallu faire une fauffe relation du nombre de
» ces Obfervations ; une autre fauffe relation
» du nombre des Chirurgiens & Médecins
» approbateurs du Remède, &c. Comment
» avez-vous eu le courage de donner à vos
» adverfaires une fi belle matiere de triom-
» phe ?

» 5° Vous avez voulu balancer les Obfer-
» vations de MM. d'Ailhaud, par les vôtres ;
» mais combien falloit-il que les ténèbres de
» votre prévention fuffent épaiffes, dès que
» vous n'avez pas vu tous vos Lecteurs prêts à
» vous fiffler, en voyant le férieux avec lequel
» vous apportez trois obfervations dans la ba-
» lance, (& quelles obfervations !) pour faire
» équilibre à un millier d'obfervations que
» MM. d'Ailhaud ont déja raffemblées ?

» Je termine mes remarques fur vos obferva-
» tions, en difant toujours qu'elles font tout au
» moins frivoles, & tout au plus dignes de pi-
» tié. *Vana funt, & opus rifu dignum.* C'eft m'en
» être affez occupé. »

Les *Obfervations* de M. Pinot ne font pas
fon feul Ecrit fur la Poudre d'Ailhaud. A la
fuite de celui-ci, il en fit imprimer un fecond,
intitulé : *Réponfe à une Lettre inférée au livre du*

fieur *Ailhaud, d'Aix en Provence* (r). Pour mettre nos Lecteurs au fait de cette production, nous rappellerons briévement les événemens qui l'ont fait éclore.

M. Depras, Curé d'Iffy-l'Evêque, fut dangereufement malade en 1740. Dans le fort de fa maladie, les vaiffeaux hémorroïdaux, prodigieufement gonflés, fembloient prêts à fe gangrener, & le Chirurgien crut devoir les fcarifier. M. Depras recouvra la fanté; mais, comme il étoit fujet aux hémorroïdes, & que les cicatrices faites dans les vaiffeaux hémorroïdaux les empêchoient de fluer, il fe fit une métaftafe de ce fang hémorroïdal, qui fut pour lui le principe d'une dyfurie périodique des plus cruelles. M. Pinot étoit fon médecin, & il n'oublia rien pour guérir fon malade; mais, malgé tous fes remèdes, la maladie fit des progrès confidérables. D'abord elle ne paroiffoit qu'au bout de fix mois; quelque temps après, tous les mois; enfin, ce fut tous les quinze jours; & tel étoit le trifte état de M. Depras en 1760.

A cette époque, M. Depras, accablé de maux, réfigna fa cure à M. Verdollin, fon neveu. Trifte témoin des douleurs continuelles de fon oncle, le Réfignataire s'occupa des moyens

---

(r) Cet Ecrit fe trouve encore dans le *Démêlé littéraire.* C'eft le fecond de la Collection.

de lui procurer du foulagement, & il n'en vit
point de plus efficace que l'ufage de la Poudre
d'Ailhaud. Il confeilla ce remède à fon oncle ;
mais, malgré toutes fes inftances, M. Depras
refufa de l'effayer jufqu'à la fin de l'année 1761.
Vingt ans de remèdes de toutes les fortes, ten-
tés fans fuccès, ne laiffoient rien efpérer au malade ; &, quand il fe rendit enfin, ce fut plus
par complaifance pour le neveu, que par confiance pour le remède.

Cependant, au bout de quelques mois, les
accès de la maladie furent moins fréquens &
moins violens : au commencement de l'année
1763, il n'en paroiffoit point, & le malade fe
crut radicalement guéri. M. Depras ne douta
nullement que la Poudre d'Ailhaud ne fût l'unique caufe de fa guérifon, puifqu'elle étoit l'u-
nique remède dont il eût ufé depuis dix-huit
mois. Il le dit tout bonnement à M. Pinot ;
mais, quoique la chofe parût fort fimple &
même évidente, M. Pinot entreprit de lui perfuader que la vieilleffe feule l'avoit guéri, &
qu'affurément la Poudre d'Ailhaud n'avoit point
influé dans fon bien-être. Quelqu'accoutumé que
fût M. Depras à foufcrire aux idées de fon ancien Médecin, celle-ci lui parut trop étrange.
Il conferva toute fa confiance pour la Poudre
d'Ailhaud, & il crut devoir rendre un témoignage public du bien qu'elle lui avoit fait. Il en
écrivit à M. le Baron de Caftelet ; & fa Lettre,

du 23 Mai 1763, après avoir fait la defcription de fa maladie & de fa guérifon, réfute l'opinion qui attribuoit cette guérifon à la vieilleffe (s).

La Lettre de M. Depras ayant été inférée dans le IIIᵉ Recueil des Guérifons opérées par la Poudre, M. Pinot en eut connoiffance ; & la lecture qu'il en fit, lui donna de l'humeur. Il prit la plume, & il écrivit avec chaleur contre la Lettre de fon malade, & contre le neveu du malade, qu'il fuppofoit être l'auteur de la Lettre. Voilà quelle fut l'occafion de la *Réponfe* de M. Pinot *à une Lettre inférée au Livre du fieur Ailhaud, d'Aix en Provence* (t).

Nous n'avons pas befoin de difcuter ici, ni de réfuter cette Réponfe de M. Pinot. M. Verdollin l'a fait avec affez d'étendue, par neuf *Lettres critiques* (u). Il juftifie l'exactitude de la lettre de M. Depras à M. le Baron de Caftelet ; & relève avec autant de clarté que de folidité, une foule de contradictions, de faux raifonnemens, & de fautes de tous les genres, dont la Réponfe du fieur Pinot eft remplie. Il le bat ordinairement par fes propres principes. Le Docteur de Bourbon-Lancy ne s'attendoit pas à cette ré-

---

(s) Cette Lettre eft le premier Ecrit imprimé dans le *Démêlé littéraire.*

(t) Cette *Réponfe* eft le fecond Ecrit du *Démêlé littéraire.*

(u) Elles font le IV Ecrit du *Démêlé littéraire.*

plique; & le ton de badinage fur lequel elle eſt écrite, la lui a rendue doublement fenfible. Il a cru qu'on en vouloit à fa réputation, parce que, dans un combat où il s'étoit témérairement engagé, & où il foutenoit une mauvaife caufe, il fe voyoit couvert de ridicule. Il a repris la plume; &, par de nouvelles *Réponſes* imprimées à Moulins chez la veuve Faure, 1767, il met tout en œuvre pour arracher à fon adverfaire la palme de la victoire, que le public paroît lui avoir adjugée.

L'objet de cette nouvelle Brochure eſt donc de faire une apologie complette de la premiere Réponſe de l'auteur, attaquée par les Lettres critiques de M. Verdollin. Le Docteur de Bourbon-Lancy prétend n'avoir tort fur aucun point : il fait jouer tous les reſſorts de fon imagination pour affoiblir les raiſonnemens preſſans de M. Verdollin, pour y découvrir des contradictions, des inconféquences, des preuves d'ignorance. Il l'appelle *un intrus en Médecine*, & lui fait un crime affreux de ce qu'il s'avife de confeiller l'ufage de la Poudre d'Ailhaud. Il prétend toujours que ce remède n'a aucune part à la guérifon de M. Depras (*x*); qu'au contraire, il a *traverfé la crife triomphante* de la nature, qui feule a opéré cette guérifon (*y*). Il croit prouver

---

(*x*) Réponſe aux Lettres critiques, page 48.
(*y*) *Ibid.* page 43.

cette bizarre opinion par de longues digreſſions ſur les maladies des âges ; par une prédiction qu'il prétend avoir faite à M. Depras, en 1742 (z), qu'il auroit *une vieilleſſe plus tranquille* ; par l'événement qui a ſi bien confirmé cette prédiction, que, dès la premiere année de la vieilleſſe, la maladie a diſparu. Car Hippocrate & Jacotins décident très-à-propos que la vieilleſſe commence à ſoixante-trois ans (a) ; & c'étoit juſtement l'âge de M. Depras, quand ſa guériſon a commencé.

De toutes ces réflexions ſi heureuſement combinées, M. Pinot ſe croit en droit de conclure, 1° que la maladie de M. Depras a dû croître, en dépit des meilleurs remèdes, pendant dix-huit ans, c'eſt-à-dire, depuis 1742 juſqu'en 1760, pour caractériſer *le principe & l'accroiſſement* naturel d'une maladie de l'âge viril (b) : 2° que, depuis 1760 juſqu'en 1763, elle a dû perſévérer dans ſon plus haut point de rigueur, pour préſenter *l'état permanent* de cette maladie, & l'inutile travail de l'âge viril, pour une guériſon qui ne lui étoit pas réſervée : 3° que, depuis 1763 juſqu'en 1764, les bénignes influences de la vieilleſſe commençante ont dû

(z) Réponſe aux Lettres critiques, page 73. M. Depras avoit quarante-quatre ans, & ce fut alors qu'il commença à conſulter M. Pinot ſur ſa dyſurie naiſſante.
(a) *Ibid.* page 70.
(b) *Ibid.* page 74.

terminer, par un heureux & rapide *déclin*, tous
les maux accumulés pendant l'âge viril ; & voilà
juftement ce qui eft arrivé, malgré *l'activité* de
quatre-vingt prifes *d'un remède équivoque, reconnu pour être un purgatif âcre* (c), qui traver-
foit les vigoureux efforts de la vieilleffe guérif-
feufe.

On ne pourra fe refufer à cet enchaînement
de conféquences fi bien afforties, pourvu qu'on
recoure à l'ouvrage même, où elles font fu-
périeurement développées. Nous fommes per-
fuadés qu'on aimera mieux tout accorder à
l'Auteur, que de fe condamner à le fuivre
dans fes écarts. Je ne me croïs point engagé,
par mon plan, à réfuter férieufement cette finguliere & pauvre production. M. Verdollin lui-
même a déclaré, par fa Lettre du 31 Décembre 1768, à M. le Baron de Caftelet (d), qu'il
ne fe croyoit *point intéreffé* à y *répondre* ; & il
a raifon. Son objet eft rempli. M. Depras, fon
oncle, eft radicalement guéri de fa dyfurie, &
il jouit, à l'âge de foixante-douze ans, d'une
très-bonne fanté. Il eft notoire que, depuis plus
de quatre ans, il n'a pas eu le plus léger retour
de fa cruelle maladie. Pourquoi difputer maintenant avec M. Pinot, fur la nature d'un mal

---

(c) Réponfe aux Lettres critiques, page 43.
(d) Cette Lettre termine le VII Recueil des Guérifons
de la Poudre d'Ailhaud.

qui n'exiſte plus, & ſur le moyen d'une guériſon qui eſt conſtante ? Peu importe à M. Verdollin & au Public que M. Pinot perſiſte à croire que c'eſt à la vieilleſſe, & non à la Poudre d'Ailhaud, que M. Depras a l'obligation de ſa guériſon. L'erreur du Médecin ne peut plus tirer à conſéquence pour le malade ; &, quelque maniſeſte que ſoit cette erreur, dès qu'elle eſt chère à celui qui l'adopte, il ne faut pas la lui ôter. Il ſuffit au Public de ſçavoir que la Poudre d'Ailhaud n'a pas empêché la guériſon de M. Depras, puiſque cette guériſon s'eſt annoncée pluſieurs mois après l'uſage commencé de ce remède ; qu'elle a fait des progrès viſibles en le continuant ; qu'elle s'eſt conſommée en perſévérant d'en uſer, & qu'elle ſe ſoutient actuellement dans l'uſage que M. Depras continue d'en faire dans les autres infirmités accidentelles qui peuvent lui ſurvenir. L'on conclura au moins de tout cela, que, ſi la Poudre d'Ailhaud n'eſt pas la cauſe de la guériſon, elle n'en a pas été un empêchement ; & que, ſi ce Remède eſt *infidelle & dangereux*, ce n'eſt certainement pas pour M. Depras. Son état actuel en eſt une preuve invincible, & juſtifie pleinement le contenu de ſa Lettre, du 23 Mai 1763, à M. le Baron de Caſtelet.

Réſumons toutes nos remarques ſur les Obſervations déſavantageuſes à la Poudre d'Ailhaud. Nous avons analyſé toutes celles que les papiers publics ont fait parvenir à notre connoissance. Nous avons trouvé, dans le plus grand nombre, le faux avancé sans pudeur, pour décrier un remède dont tout le crime est d'avoir recueilli des éloges que la jalousie n'entend qu'à regret, & que l'esprit de parti voudroit anéantir. Les autres sont le fruit de certains préjugés, dont l'inconséquence & l'erreur se manifestent d'elles-mêmes, en ne jugeant des observations que sur le récit des observateurs intéressés ; ensorte qu'il est vrai de dire que les adversaires de la Poudre ont été réduits, pour faire la guerre à ce remède, de suivre les aveugles mouvemens d'une préoccupation révoltante, & même de se revêtir sans honte des armes de la calomnie. Il faut qu'une cause soit bien pitoyable, quand ses défenseurs ne peuvent la soutenir par des moyens plus honnêtes & plus solides. On conviendra sans peine que des ennemis de cette trempe établissent la réputation de la Poudre d'Ailhaud, mieux que ne pourroient le faire ses plus ardens panégyristes. On se méfie d'un Ecrivain qui flatte & donne des éloges ; mais des Censeurs qui n'écrivent que pour noircir (e), & dont l'encre coule sans s'arrêter, & sans imprimer la moindre tache à l'objet de leur censure, laissent nécessairement dans l'esprit de leurs Lecteurs un sen-

_____

(e) *Candida de nigris, & de candentibus atra.*
                    OVID. Metam. II, v. 136.

timent tout opposé à celui qu'ils prétendoient faire naître. La Poudre d'Ailhaud a donc lieu de se féliciter des Ecrits qu'on a publiés contre elle : ils servent plus à sa gloire qu'à son ignominie ; soit qu'on considere le nombre de ces Observations défavantageuses (*f*) , soit qu'on en considere la structure & le fonds, il nous paroît qu'elles fournissent à la Poudre d'Ailhaud la ma-

---

(*f*) Tout concourt à la gloire de la Poudre d'Ailhaud. Tandis que son Auteur a publié près de deux mille Lettres de guérisons qui attestent sa bonté, une quinzaine d'Ecrivains ennemis & passionnés, ont à peine pu rassembler une vingtaine d'Observations contraires à la vertu de ce Remède. Toute discussion à part, peut-on mettre en balance des faits si disproportionnés ? Qu'au lieu de compter les suffrages, on les pèse, & qu'on compare les Observations solitaires des Ecrivains ennemis de la Poudre, avec celles de ses Apologistes ; pourra-t-on faire quelque cas de ces faits isolés, dont nous avons rendu compte, en les rapprochant de ceux que détaillent M. Champion, Doyen du Collége de Médecine du Mans (1), M. de Chévy, Médecin des Etats de Bretagne (2), & tant d'autres qu'il seroit trop long de rapporter ? Je crois volontiers un Médecin qui célèbre un remède, en citant plus de cent heureuses expériences qu'il en a faites ; mais je crois devoir me méfier d'un autre, qui, sur une expérience équivoque, accrochée par hasard, expliquée par la malignité, prononce, condamne, proscrit le remède qu'il n'aime pas. Cette réflexion que je crois juste, ne laisse aucun poids aux Observations publiées contre la Poudre.

(1) Voyez, entr'autres, le V Recueil des Guérisons, page 193 ; le VI Recueil, page 277. Dans le premier, M. Champion rapporte quinze guérisons, &, dans le dernier, plus de cent qu'il a opérées par le secours de la Poudre.

(2) Voyez spécialement le III Recueil des Guérisons ; il s'y trouve quatre Lettres de M. de Chévy, & chaque Lettre fait mention de plusieurs guérisons.

tiere d'un triomphe qui ne lui eſt pas moins glorieux que toutes les Obſervations favorables qu'on trouve dans les ſept Recueils des Guériſons publiées par ſon Auteur.

QUATRIEME REPROCHE.

Quand même la Poudre n'auroit pas les funeſtes propriétés du poiſon, & qu'elle ſeroit propre à quelques maux, pourroit-on dire qu'elle eſt un remède univerſel pour tous les maux & tous les tempéramens ? & ce titre pompeux de Remède univerſel *ne doit-il pas la faire rejeter, ſur l'étiquette, comme un vrai remède de Charlatan ? Un remède univerſel eſt il ſeulement poſſible ?*

C'eſt ici le reproche le plus commun & le plus apparent qu'on ait coutume de faire contre la Poudre. Les perſonnes ſenſées qui lui voient opérer mille bons effets, n'auroient garde d'applaudir aux téméraires déclamations de ceux qui oſent l'appeler *un poiſon*. Cette odieuſe épithète, évidemment inconciliable avec la douceur & la bénignité reconnue de ce remède, n'annonce que l'exceſſive préoccupation de ceux qui l'attaquent. Mais, entre un poiſon & un remède univerſel, la diſtance eſt immenſe. Ce ſont comme deux extrêmes oppoſés ; & un eſprit impartial & équitable, incline d'abord à placer la Poudre dans un juſte milieu, également éloi-

gné de ces deux extrémités. La Poudre, dit on,
eſt un très-bon remède, un excellent purgatif:
on ne peut en douter, quand on fait attention
aux guériſons ſurprenantes qu'elle a opérées;
mais, parce qu'elle a guéri diverſes maladies,
peut-on conclure qu'elle a la vertu de les guérir
toutes? & cette vertu générale n'eſt-elle pas une
vraie chimère? *Quiconque annonce un remède
univerſel*, dit l'illuſtre M. Tiſſot, *eſt un impoſteur; un tel remède eſt impoſſible & contradictoire.... Peut-on eſpérer de guérir une hydropiſie,
qui vient de ce que les fibres ſont trop lâches &
le ſang trop diſſous, avec les remèdes qu'on emploie pour guérir une maladie inflammatoire, dans
laquelle les fibres ſont trop roides & le ſang trop
épais* (g)? Voilà l'objeƈtion dans toute ſa force;
on ne nous accuſera pas de l'avoir affoiblie, en
l'expoſant.

Nous avons long-temps jugé de la Poudre
ſur les mêmes principes. Certains de ſa bonté,
nous ne pouvions concevoir ſon univerſalité; &
ce qui nous éloignoit de cette idée, c'eſt que
nous avions vu, dans quelques cas particuliers,
des maladies réſiſter à la Poudre, & céder à
d'autres remèdes. Nous avions vu des maladies
de même eſpèce, dont les unes étoient guéries
par la Poudre, & les autres ne l'étoient pas.

(g) Avis au Peuple ſur ſa ſanté, Tome 2, ſ. 676,
Édition de Paris, 1764.

De-là,

De-là, nous nous croyons en droit de conclure que la diverſité des tempéramens, la diverſité dans l'eſpèce des maladies, la ſeule variété des degrés d'une même maladie, mettoient des bornes certaines à l'efficacité de la Poudre, & excluoient ſon univerſalité. Nous regardions cette opinion comme inconteſtable ; & tout ce qui s'en éloignoit, comme outré. Un examen plus approfondi du ſyſtême de M. Ailhaud, & des propriétés de ſa Poudre, nous a détrompés. Nous penſons décidément avec lui, qu'une Médecine univerſelle eſt poſſible, & de plus, que ſa Poudre purgative mérite ce nom. Nous allons rendre raiſon au public de notre changement, & nous prions nos lecteurs de nous écouter, avant que de nous condamner.

L'objection formée contre la poſſibilité d'une Médecine univerſelle, porte ſur deux fondemens qui ont plus d'apparence que de ſolidité. Le premier, eſt la diverſité des tempéramens : le ſecond, eſt la diverſité, ou même l'oppoſition des maladies entr'elles. Ni l'un ni l'autre, quand on les examine de près, n'exclut la poſſibilité d'une médecine univerſelle.

1º *La diverſité des tempéramens* ne l'exclut pas ; car, quelque grande qu'on la ſuppoſe dans deux perſonnes, dont l'une eſt extrêmement robuſte, & l'autre exceſſivement délicate, il ſera toujours vrai de dire que le fond de leur conſtitution eſt le même, & que les différences qui

I

s'y trouvent, ne font qu'accidentelles. Qu'on faififfe bien cette obfervation. L'homme le plus robufte n'a rien dans fa conftitution par où il differe effentiellement de l'homme foible & délicat. Dans la formation de l'un & de l'autre, la Nature a fuivi les mêmes routes ; elle les a pourvus l'un & l'autre des mêmes facultés. Les fonctions animales fe font chez tous de la même maniere ; c'eft par la voie des alimens que les forces fe foutiennent ; les alimens fe transforment en la fubftance de tout homme, par les mêmes opérations. Le chyle, le fang, les humeurs, & tous les liquides néceffaires à la nutrition de l'homme, font uniformément produits dans le merveilleux laboratoire de l'eftomac & des inteftins, par le moyen du jeu organique de ces vifcères, qui broie la nourriture ; & des fucs qui l'humectent, en ouvrent le tiffu, & la liquéfient ; des diverfes glandes fécrétoires qui filtrent chacune la portion qui lui convient, des divers canaux qui la diftribuent dans tout le corps, &c. En un mot, tous les hommes fe reffemblent dans leur organifation intérieure, comme dans les parties extérieures qui frappent nos fens. De même que tous ont exactement deux yeux, deux oreilles, un nez, une bouche, qui ne different dans chaque individu que par la contexture plus ou moins variée de leurs parties ; tous ont auffi les mêmes vifcères, les mêmes organes intérieurs ; & ils ne different entr'eux, par rap-

port à ces parties, que comme ils different par
rapport à la figure extérieure; c'est-à-dire, par
des accidens qui laissent subsister une parfaite
ressemblance quant au fond.

De cette ressemblance dans les organes &
dans les fonctions animales, naît l'analogie d'une
même nourriture pour tous les tempéramens. Il
n'en est aucun, selon la judicieuse remarque de
M. le Baron de Castelet, qui ne puisse être
nourri par le pain, & autres alimens qui forment
le chyle (h), comme la viande, les légumes, &c;
& il est constant que l'homme le plus robuste
sera réellement nourri, quoique moins solidement, avec les mêmes alimens qui nourriront
l'homme le plus délicat. Toute la différence qui
se trouve dans le tempérament de l'un & de
l'autre, consiste donc précisément dans les divers degrés de force ou de foiblesse des organes
de la nutrition. Dans l'un, ils sont plus foibles,
leurs opérations sont plus lentes, la nutrition
moins abondante; c'est un tempérament *délicat.*
Dans l'autre, ils sont plus forts, leurs opérations
sont plus promptes, la nutrition plus abondante;
c'est un tempérament *robuste.*

Cela supposé, je demande à la Médecine &
au bon sens, si ces deux personnes dont la constitution est la même quant au fond, puisque,
dans l'état de la santé, les mêmes alimens leur

____

(h) Réponse à une Lettre anonyme, page 41.

font analogues & leur fuffifent, viennent à tomber malades de la même maladie, ce qui peut très-bien arriver ; faudra-t-il employer pour les guérir des remèdes différens ? Suppofons, par exemple, que les fibres de l'eftomac fe font relâchées : l'eftomac eft devenu pareffeux ; de-là, les indigeftions, le mauvais chyle, les obftructions, &c. Quelle conduite tiendra le fage Médecin dans cette circonftance ? Je me trompe fort, ou le traitement de nos deux malades fera le même. Les remèdes qu'il eftimera propres à rendre le ton aux fibres relâchées de la perfonne délicate, lui paroîtront également propres à rétablir les fibres de la perfonne robufte. Seulement il obfervera que la dofe des remèdes doit être plus forte pour la perfonne robufte, & moins forte pour la perfonne délicate : d'ailleurs, il leur ordonnera le même régime, & verra s'enfuivre, de part & d'autre, les mêmes effets. Et pourquoi le même remède qui guérit une maladie dans un homme, ne guériroit-il pas la même maladie dans un autre homme ? Seroit-ce par défaut d'analogie ? Mais nous avons vu que, dans le mécanifme de la nutrition, l'analogie eft parfaite entre tous les hommes. D'ailleurs, les remèdes intérieurs font dans l'ordre de la nutrition, des agens néceffaires qui, placés dans les mêmes circonftances, doivent produire exactement les mêmes effets. Donc, en confervant la proportion des dofes, pour la rendre égale à

peu près à celle des tempéramens, le même remède qui délivre *Jean* d'une infirmité, renferme
une vertu invariable, pour délivrer tous les autres hommes *de la même infirmité.* Je ne vois
pas qu'on puisse nier cette conséquence.

Confirmons-la par une preuve palpable. Si,
au lieu de supposer une maladie intérieure, nous
supposons un mal purement extérieur; par exemple, une coupure, une brûlure, une fracture,
une tumeur, &c. faudra-t-il diversifier le traitement comme les tempéramens, & employer
pour guérir la blessure d'une personne robuste,
d'autres onguens que ceux qui, dans le même
cas, auront guéri la blessure d'une personne délicate? Il est évident que non; & tout le monde
voit bien que la diversité des tempéramens ne met
aucune différence dans la Pratique chirurgicale.
Mais pourquoi cette uniformité dans la marche du
traitement, si ce n'est parce que la conformation extérieure des membres étant la même, on juge que
les dérangemens qui leur surviennent doivent être
combattus par les mêmes moyens? Et si la
ressemblance fonciere des organes extérieurs
exige les mêmes remèdes, malgré la diversité
des tempéramens, pourquoi la ressemblance fonciere des organes intérieurs ne s'accommoderoit-
elle pas aussi de l'identité des remèdes dans des
doses proportionnées aux tempéramens?

Au surplus, dans quel labyrinthe se jettent les
Médecins qui veulent diversifier les remèdes,

comme les tempéramens ! Du plus robuste au plus délicat, que de classes intermédiaires ! C'est comme du plus bel homme au plus laid. Et s'il étoit une fois décidé qu'il faut pour chaque classe particuliere des remèdes différens, dans la même espèce de mal, où en seroient la Médecine & les Médecins ? Quelle disette dans les dispensaires de la Médecine, pour assigner tant de remèdes différens à une seule maladie ? Quel tourment, par rapport aux Médecins, pour connoître avec précision la classe de chaque tempérament, & pour choisir les remèdes appropriés à cette classe ? De gré ou de force, il faudroit en venir à faire usage du même remède pour des personnes dont les tempéramens seroient d'une classe différente ; & dès-lors il seroit inévitable ou de tomber dans des contradictions continuelles, ou d'abandonner le système impraticable de varier les remèdes comme les tempéramens.

Je conclus que cette diversité dans les tempéramens, n'exclut pas plus la possibilité d'une médecine universelle, qu'elle n'exclut la possibilité d'une nourriture universelle : or celle-ci existe, malgré la diversité des tempéramens, dans le pain, l'eau, le vin, les légumes, la viande, les fruits, &c : donc celle-là peut exister aussi, malgré cette diversité. Nous croyons cette proposition absolument démontrée.

J'ajoute, en second lieu, que la diversité ou l'opposition des maladies entr'elles, n'est pas non plus un obstacle invincible à la possibilité d'une médecine universelle ; & M. Tissot lui-même en conviendroit avec nous, si le préjugé n'ôtoit rien à la réflexion. Cár, sans entrer encore dans la discussion de l'origine des maladies, & en supposant, si l'on veut, que toutes les maladies reconnoissent des causes différentes, & qu'il peut régner entr'elles une opposition proprement dite ; faudroit-il désespérer pour cela de guérir, avec les mêmes remèdes, *une hydropisie & une maladie inflammatoire ?* C'est l'exemple qu'apporte M. Tissot. Je soutiens que non ; & je dis que la guérison de ces maladies, par le même remède, n'est *ni impossible, ni contradictoire.* Mais dans *l'une ,* dit M. Tissot, *les fibres sont trop lâches, & le sang trop dissous ;* dans l'autre, *les fibres sont trop roides , & le sang trop épais.* Comment peut-on supposer qu'il se trouve dans un même remède une vertu proportionnée à la guérison de deux maladies si opposées ? Mais quoi ! ignore-t-on que les qualités qui tiennent un certain milieu, rapprochent naturellement les extrêmes ? Qu'on verse de l'eau médiocrement chaude dans un vase d'eau bouillante & dans un vase d'eau froide, l'ardeur de l'eau bouillante ne sera-t-elle pas tempérée, tandis que l'eau froide sera échauffée ? Un remède qui contiendra la vertu de donner aux fibres précisément le ton qui leur convient, n'agira-t-il pas nécessairement en moins sur les fibres trop roides, tandis qu'il agira en plus fur les fibres trop relâchées ? Et ne voit-on pas fouvent, dit M. Vandermonde lui-même, la *confection d'hyacinthe produire des évacuations par les felles, & le firop de chicorée compofé de rhubarbe, échauffer, fortifier l'eftomac, & donner de l'appétit* (i) ? Pourquoi feroit-il donc impoffible à un feul & même remède d'agir efficacement contre deux maladies prétendues oppofées ? La confection d'hyacinthe, remède né contre la diarrhée, produit des évacuations, & *cela n'eft pas rare* : le firop dé chicorée, deftiné à purger, fortifie l'eftomac, donne de l'appétit ; & le cas encore *n'eft pas rare* : voilà donc deux remèdes qui produifent fouvent des effets tout oppofés. Y a-t-il plus de diftance entre la guérifon d'une hydropifie & d'une maladie inflammatoire, qu'entre produire des évacuations & les fupprimer ? Et fi M. Vandermonde a fouvent remarqué ces deux derniers effets dans les remèdes qu'il cite, comment feroit-il impoffible de comprendre qu'on *peut guérir une hydropifie . . . . avec les mêmes remédes qu'on emploie pour guérir une maladie inflammatoire* (k) ?

« C'eft une chofe digne de remarque, dit le célèbre M. Lieutaud, Médecin des Enfans de France, » que, dans la claffe des apéritifs, il

---

(i) Journal de Médecine, Tome 15, pag. 488.
(k) Avis au Peuple fur fa fanté, Tome 2, §. 676.

» se trouve plusieurs remèdes qui ne sont pas
» de la même nature, & même *dont les qua-*
» *lités sont contraires* : de ce genre sont les mar-
» tiaux, ou les remèdes que fournit le fer. On
» les met à la tête des apéritifs : cependant on
» ne peut pas douter que ces remèdes ne soient
» encore astringens ; proprieté qui paroît entié-
» rement opposée à celle que l'on désigne par
» le mot d'*apéritif.* Cette singularité n'empêche pas
» cependant que l'on ne mette les martiaux au nom-
» bre des meilleurs apéritifs & désobstructifs : cette
» conduite est autorisée par l'expérience (*l*). » L'expérience atteste donc qu'il y a des remèdes dont
la vertu produit des effets qui nous paroissent
opposés. Il y a certainement aussi loin de l'idée
d'un apéritif à celle d'un astringent, que de
l'hydropisie à une maladie inflammatoire. Puis
donc que, malgré cette opposition apparente,
le même remède est réellement apéritif & astringent, pourquoi voudroit-on faire regarder
comme chimérique, la vertu d'un remède qui
combattroit tout-à-la-fois l'hydropisie & l'inflammation ?

Ce qui induit en erreur M. Tissot, c'est qu'il
regarde comme opposés & contradictoires, des
effets qui ne le sont pas ; &, persuadé comme
nous, que les opérations d'un agent nécessaire,

____

(*l*) Précis de la Matiere médicale , à Paris, chez
Vincent, 1766, in-8°.

I v

tel qu'une médecine, ne peuvent jamais être contradictoires, il conclut que le même remède ne peut pas opérer ces divers effets. Mais qu'il veuille bien faire attention que, s'il y a une opposition réelle entre une hydropisie & une maladie inflammatoire, il n'y en a point dans la guérison de ces deux maladies, par un seul & même remède. En effet, ces deux guérisons, pour être opposées, devroient être comme deux extrêmes qui se combattent & se contredisent; & point du tout, elles sont comme deux extrêmes qui se rapprochent & se réunissent en un même point. La guérison d'une hydropisie n'est autre chose que le rétablissement des fibres relâchées dans leur ton naturel, & du sang trop dissous, dans sa consistance naturelle. La guérison d'une maladie inflammatoire n'est autre chose que le rétablissement des fibres trop roides, dans leur souplesse naturelle, & du sang trop épais, dans sa fluidité naturelle. De part & d'autre, ce sont donc les fibres & le sang, ramenés au juste milieu dont ils s'étoient écartés. Peut-on regarder ces deux effets comme opposés entr'eux ? Des effets qui s'identifient, pour ainsi dire, dans leur derniere analyse ! des effets destructeurs de l'opposition réelle, ou prétendue, qui se trouvoit entre l'hydropisie & une maladie inflammatoire ! des effets, en un mot, qui ne consistent que dans le rétablissement de l'équilibre troublé ! Il me paroît évident qu'il n'y a dans ces deux guérisons, prises en elles-mêmes, aucune trace d'opposition ; il ne s'en trouve tout au plus que dans les maladies, mais point du tout dans leur guérison. Si donc l'impossibilité d'opérer ces deux guérisons par le même remède, n'est fondée que sur l'opposition qu'elles paroissent avoir, M. Tissot doit convenir que, n'y ayant aucune opposition, ces guérisons sont possibles.

Mais y a-t-il véritablement une opposition réelle entre l'hydropisie & une maladie inflammatoire ? Je réponds que non, & je crois pouvoir le démontrer. J'avance d'abord, comme un principe incontestable, qu'il n'y a point de véritable opposition entre le plus & le moins d'un même objet. Deux choses qui sont sur la même ligne, & qui ne different que par leurs degrés, ne peuvent s'appeler *opposées*, que par un abus manifeste des termes. Or, l'hydropisie & une maladie inflammatoire ne different que comme du plus au moins, & par le nombre de leurs degrés. J'en trouve la preuve dans la difficulté même de M. Tissot. Il caractérise l'inflammation par un sang trop épais, & l'hydropisie par un sang trop dissous. Je ne lui demande pas quelle est la cause immédiate de cet épaississement, ou de cette dissolution du sang : il n'en est pas encore question. Mais je dis, & cela est sensible, qu'en retranchant quelques degrés de force dans la cause immédiate, quelle qu'elle soit, qui pro-

duit l'épaiſſiſſement du ſang, l'inflammation ceſ-
ſera, & le ſang reprendra ſa fluidité naturelle.
J'ajoute, & cela eſt encore évident, que ſi,
au lieu de s'en tenir à ce juſte milieu qui fait
la ſanté, on retranchoit encore quelque degré
de force à cette même cauſe, dont la trop
grande activité produiſoit l'épaiſſiſſement du ſang
& l'inflammation, il en réſulteroit infailliblement
une diſſolution du ſang, proportionnée au nombre des degrés de force qui auroient été retran-
chés de trop. Suppoſons pour un moment, &
cette ſuppoſition n'eſt pas entiérement gratuite,
qu'un certain degré de chaleur déterminé, eſt
ce qui entretient le ſang dans cet état mitoyen
de fluidité, qui s'éloigne autant de l'inflammation qne de l'hydropiſie : que faut-il alors pour
procurer une inflammation ? Il ne faut qu'augmenter cette chaleur, ſi vous voulez, de quatre
degrés : de-là l'épaiſſiſſement du ſang & ſes
ſuites. Que faut-il pour procurer une hydropiſie ? Il ne faut que ralentir la chaleur mi-
toyenne, de quatre degrés ; de-là la diſſolution
du ſang, & tous les ſymptômes qui l'accompagnent. Il n'y a donc de l'épaiſſiſſement du
ſang à ſa diſſolution, d'autre différence que
celle des degrés de chaleur dans le ſang, ou
des degrés de force dans la cauſe qui les produit, quelle qu'elle puiſſe être ; c'eſt-à-dire,
qu'il en eſt du ſang à peu près comme de
l'eau. Celle-ci n'eſt fluide que par les particules

de feu qu'elle renferme. Qu'on en augmente la quantité, par l'action d'un brasier dont on l'approche, elle deviendra bouillante ; c'est son *inflammation*. Qu'on diminue la quantité de ces particules de feu, en l'exposant à un air froid, dans lequel elles s'évaporent, l'eau devient glace ; c'est son *hydropisie*. Il n'y a pas plus d'opposition entre l'hydropisie réelle & l'inflammation, qu'entre la glace & l'eau bouillante : or, celles-ci ne different que par le plus ou le moins de chaleur. La même eau tiède qui dissoudra la glace, fera cesser l'ébullition de l'eau : donc, &c.

On pourroit objecter à notre comparaison, que l'augmentation des degrés de chaleur rend le sang plus épais, & l'eau plus fluide ; que sa diminution donne, au contraire, à l'eau la consistance de la glace, & met le sang dans un état de dissolution ; qu'ainsi l'inflammation du sang ne peut être comparée à celle de l'eau, &c. Mais, pour peu qu'on soit instruit en physique, on observera que ces effets ne different que par accident, & à raison de la matiere sur laquelle la chaleur agit ; qu'il en est de l'épaississement du sang, & de la dissolution de l'eau, par l'action de la chaleur, comme de la cire qui fond, & de la boue qui se durcit, sous l'action unique & uniforme du soleil ; que nous sommes par conséquent fondés à appeler *inflammation*, l'état du sang épaissi, & de l'eau bouillante, quoique fluide ; *hydropisie*, l'état du sang dissous, & de l'eau glacée. Ces divers états provenant uniquement des divers degrés de chaleur, il est naturel d'appeler uniformément *inflammation* celui où la chaleur est plus considérable, & *hydropisie* celui où la chaleur est moindre. Ces extrêmes, quoique prenant, sous l'action d'une même cause, une forme différente, peuvent donc être comparés ensemble ; & puisque la distance est égale de part & d'autre, puisque les degrés qui séparent l'hydropisie de l'inflammation sont les mêmes dans le sang & dans l'eau, notre comparaison est exacte & concluante.

Il n'y a donc point d'opposition entre ces maladies, puisque l'une ne consiste que dans l'excès, & l'autre dans le défaut d'une même cause, ou, pour mieux dire, dans le plus ou le moins d'une même cause. Répugne-t-il donc qu'il y ait un remède dont la vertu, tenant un juste milieu entre l'excès & le défaut de chaleur, porte dans le sang de l'hydropique la chaleur dont il manque, & ôte au pleurétique celle qu'il a de trop ? Est-il impossible de concevoir un remède heureux, qui, semblable à l'eau médiocrement chaude, dont j'ai parlé plus haut, ralentît la trop grande ardeur de l'eau bouillante, & réchauffe le vase d'eau froide ? M. Vandermonde n'a-t-il pas vu opérer de pareils effets, quand il a vu la confection d'hyacinthe produire des évacuations, & le sirop de chicorée réchauffer l'eſtomac, le fortifier, & donner de l'appetit ? La Médecine ne voit-elle pas tous les jours le même rémède, (les martiaux,) opérer comme apéritif & comme aſtringent ? Il me ſemble qu'à la lueur de ces principes ſi ſimples, ſi aiſés à ſaiſir, toute la difficulté de M. Tiſſot s'évanouit. Nous allons les rapprocher ſous un même point de vue ; leur réunion préſentera le précis des raiſons qui nous ont déterminés à croire la poſſibilité d'une médecine univerſelle. Je ne crois pas qu'on puiſſe nous accuſer de nous être décidés à la légère, & ſans réflexion.

1° Il exiſte pour tous les tempéramens une nourriture univerſelle, propre à tous, abſolument ſuffiſante à tous : pourquoi ne pourroit-il pas exiſter auſſi une médecine univerſelle, analogue à tous les tempéramens, efficace pour tous ? Je n'ai pas aſſez de pénétration pour appercevoir la diſparité, s'il y en a.

2° Il n'y a parmi les maladies, comparées entr'elles, aucune oppoſition proprement dite ; elles ſont diſparates, mais elles ne different l'une de l'autre que du plus ou du moins ; elles ſont ſur la même ligne : donc on ne peut pas dire qu'elles ſoient oppoſées, dans la rigueur des termes. Pourquoi donc une ſeule médecine ne pourroit-elle pas guérir toutes les maladies ? Ses effets ne ſeroient tout au plus que diſparates ; cela répugne-t-il ? Il n'eſt point de remède dont

les opérations ne varient, pour ainsi dire, à
l'infini.

3º Quand même il y auroit des maladies
réellement opposées entr'elles, leurs guérisons ne
le feroient pas, puisqu'au lieu de se combattre &
de s'exclure, elles ne tendent qu'à réunir au
même point les organes dérangés, & à les ramener dans le juste milieu qui fait l'équilibre de
la santé. Des guérisons qui se rencontrent dans
le même point, qui aboutissent au même terme,
ne pourroient - elles pas se rencontrer aussi
dans leur cause, & être l'effet du même remède ?

4° Quand même les maladies feroient oppofées entr'elles, & les guérisons aussi, les effets
que M. Vandermonde a remarqués dans la confection d'hyacinthe & dans le sirop de chico-
rées ; ceux que M. Lieutaud a fait remarquer
dans les martiaux, effets qu'on regarde comme
opposés, ne prouveroient - ils pas que l'opposition dans les maladies & dans les guérisons
n'exclut pas l'identité du remède, puisqu'on en
cite plusieurs qui ont produit des effets opposés ?

5° Enfin, & c'est ici fans contredit le plus
décisif de tous les raisonnemens, parce qu'il est
appuyé sur l'expérience. De toutes les maladies
possibles, celles qui font les plus opposées, s'il
y en a, font celles qu'a choisies M. Tissot, pour
combattre la possibilité d'un seul & même re-

mède propre à les guérir toutes ; c'est-à-dire ,
l'hydropisie, & une maladie inflammatoire. Or
il est de fait que, malgré la distance considérable qui sépare ces deux sortes de maladies,
un seul remède a eu la vertu de les guérir, non
pas une fois par hasard, mais constamment &
& fréquemment, puisque M. Ailhaud met à côté
de plusieurs centaines de maladies inflammatoires guéries , plus de cent quarante hydro-
pisies aussi guéries par le même remède. Donc
une médecine universelle, dont l'efficacité s'é-
tendroit à toutes les autres sortes de maladies,
n'est point impossible.

En effet, que M. Tissot veuille bien ouvrir
les divers Recueils de Guérisons, publiés par
M. Ailhaud, & donner un coup d'œil sur la
Table qui les termine ; qu'il prenne la peine de
compter le nombre d'hydropiques guéris par le
même remède, il en trouvera, comme nous
l'avons dit, plus de cent quarante de diverses
espèces Qu'il parcoure encore les divers titres
de la même Table, qui annoncent des maladies
inflammatoires, il en trouvera plusieurs centaines qui ont été guéries par le même remède.
Qu'il vérifie à son gré, si les citations sont
justes, si la Table n'est pas enflée, si les Lettres
ne sont pas supposées, &c. Mais, après cet
examen, s'il ne trouve dans les allégations de
M. Ailhaud que des faits incontestables, com-

ment va-t-il fe tirer d'affaire avec cet homme *indigne du nom de Médecin (m)*, qu'il infulte d'une maniere fi atroce ? Dans fon fyftême, du moins tout eft conféquent, tout eft intelligible. Le même remède guérit des maladies qui paroif-fent oppofées ; mais c'eft, nous dit M. Ailhaud, que ces maladies ne font oppofées qu'en appa-rence, & qu'elles reconnoiffent une caufe de même efpèce, qui leur a donné naiffance : cela fuppofé, leur guérifon par un feul remède n'a plus rien d'incroyable ; dans les deux cas , ma Poudre ne fait qu'ôter la caufe productrice des deux maladies , & *fublatâ caufâ , tollitur effec-tus. . . .* Mais M. Tiffot, *qui ne connoît point de principe plus vrai, en Phyfique & en Médecine, que celui qui dit que quiconque annonce un re-mède univerfel eft un impofteur, & qu'un tel re-mède eft impoffible & contradictoire :* M. Tiffot, qui appelle *cette affertion le comble de la four-berie ou de l'ignorance ,* & qui nous apporte pour toute preuve, l'allégation d'une hydropifie & d'une maladie inflammatoire, pourroit-il bien concilier les faits articulés par M. Ailhaud, avec les principes lumineux de fa Phyfique & de fa Médecine ? Pourroit-il bien nous faire compren-dre comment il a pu fe faire que plus de cent

---

(m) Avis au Peuple fur fa fanté, Tome II , §. 675 , page 502.

quarante hydropiſies, & pluſieurs centaines de maladies inflammatoires, aient été guéries par le même remède, ſans qu'il ſoit vrai de dire qu'un remède univerſel eſt poſſible, & que toutes les maladies ne procedent que d'une ſeule cauſe? C'eſt en confrontant ſes explications & ſes preuves avec celles de M. Ailhaud, qu'on pourra décider où ſe trouve *le comble de la fourberie ou de l'ignorance*, & qui des deux eſt *l'impoſteur*, *& indigne du nom de Médecin*. Pourquoi l'imprudence de M. Tiſſot nous a-t-elle conduit à une diſcuſſion ſi déſagréable?

Non-ſeulement cette médecine univerſelle n'eſt pas impoſſible; mais j'ai ajouté qu'elle exiſtoit, & que la Poudre d'Ailhaud méritoit ce nom. Et qui pourroit le lui refuſer, en lui voyant opérer cette multitude immenſe de guériſon qui ſe trouvent atteſtées dans les divers Recueils de ſon Auteur? & ſur-tout en voyant dans le nombre de ces guériſons, l'eſpèce de celles ſur leſquelles les Médecins jaloux avoient oſé défier la Poudre avec plus de confiance? Forçons M. Tiſſot & ſes adhérens, ou à garder le ſilence, ou à donner eux-mêmes à la Poudre d'Ailhaud le nom de *Médecine univerſelle*. Que faudroit-il, ſelon le Docteur de Lauſanne, pour qu'on pût décorer un remède du beau nom de *remède univerſel*? Que ſa vertu, ſon efficacité s'étendent aux maladies les plus oppoſées? à la bonne heure: qu'entr'autres, l'hydropiſie & les maladies inflammatoires difparoiffent fous l'action de cet unique remède ? à la bonne heure encore. Nous irons plus avant que M. Tiffot lui-même, & nous exigerons en outre, qu'au lieu d'une guérifon de chaque efpèce de maladie oppofée, ce remède en ait opéré plufieurs, enforte qu'on ne puiffe les regarder comme l'effet du hafard. Mais toutes ces conditions ne fe réuniffent-elles pas évidemment en faveur de la Poudre d'Ailhaud? Nous ne la produifons fous les yeux de M. Tiffot, qu'en faifant marcher à fa fuite plus de cent quarante hydropiques guéris, & plufieurs centaines de malades atteints de maladies inflammatoires, tous guéris par fa vertu. Et que faudra-t-il de plus pour confondre l'incrédulité de ce Médecin, & lui faire avouer l'univerfalité du remède ? Pourra-t-il encore la conteffer, fans tomber en contradiction avec lui-même ?

Quel triomphe pour la Poudre d'Ailhaud, de trouver fa propre apologie dans la bouche & les écrits de fes adverfaires ! La vérité feule a le privilège de rencontrer chez fes ennemis des armes victorieufes pour les confondre.

Achevons d'éclaircir les moindres doutes qui peuvent refter fur cette matiere. Nous fommes convenus plus haut (n), qu'on voyoit quelquefois des maladies réfifter à la Poudre, & céder à d'autres remèdes; &, dans d'autres cas, des

____

(n) Page 192.

maladies de même efpèce, dont les unes étoient guéries par la Poudre, & les autres ne l'étoient pas : de-là naît naturellement une objection contre l'univerfalité de la Poudre & contre fon efficacité. Objection fpécieufe à la vérité, mais qui s'évanouit en la rapprochant de quelques principes inconteftables.

Convenons d'abord que, généralement par-lant, toutes les maladies *ont leurs temps limités pour naître, fe développer, refter dans leur force, & décroître. . . . S'imaginer qu'un remède eft inu-tile, parce qu'il ne détruit pas la maladie au gré de notre impatience, & le rejeter pour en pren-dre un autre, c'eft caffer fa montre, parce que l'aiguille emploie douze heures pour faire le tour du cadran* (o).

Convenons encore qu'il y a des perfonnes plus faciles, d'autres plus difficiles à émouvoir ; que la différence d'un cas à l'autre, eft quel-quefois très-confidérable ; qu'il eft effentiel d'y avoir égard dans la dofe des purgatifs ; que la dofe qui fuffit à un tempérament facile, ne pro-duit aucun ou prefqu'aucun effet dans un tempé-rament plus fort ; de même que la dofe pro-portionnée à un tempérament plus fort, produit un effet trop abondant, & capable de nuire à un tempérament plus foible. Dans ces deux cas, quand il arrive quelqu'accident, comme tran-

---

(o) Avis au Peuple, Tome II, §. 679, page 504.

chées, fatigue, fuperpurgation, &c. ce n'eft
pas la faute du remède, qui peut être très-
falutaire en lui-même ; c'eft à l'excès ou au
défaut de la dofe, qu'il faut attribuer l'accident
qui furvient.

Convenons, en troifieme lieu, que dans les
maladies qui paroiffent individuellement les
mêmes, il y a fouvent des différences occultes,
qui doivent néceffairement varier leur guérifon.
Une humeur plus ou moins tenace, plus ou
moins abondante, plus ou moins viciée d'un
côté que de l'autre ; une attention plus ou moins
grande à s'abftenir de ce qui peut entretenir
l'humeur, la nourrir, ou à mettre en ufage les
divers moyens propres à en favorifer la réfolution. Le même remède curatif, placé dans ces
diverfes circonftances, ne peut opérer un effet
uniforme ; & fes opérations doivent varier,
comme les obftacles qu'il rencontre.

Convenons enfin qu'il y a des maladies véritablement incurables ; qu'elles font l'inftrument
ordinaire dont Dieu fe fert pour exécuter l'arrêt
de mort porté contre tous les hommes, &
qu'il n'y a fur la terre aucun remède capable de
nous fouftraire aux coups de la mort.

Qu'on examine, d'après ces notions fi fimples & fi vraies, la difficulté propofée contre la
Poudre, elle ne fera plus la moindre impreffion. L'on voit quelquefois, dit-on, des maladies réfifter à la Poudre, & céder à d'autres re-

mèdes ; mais n'eſt-ce pas qu'on regarde trop tôt
comme invincible à la Poudre , la réſiſtance
d'une maladie que ce remède *ne détruit pas au
gré de notre impatience*, & que nous voudrions
faire diſparoître avant *ſon temps limité pour
naître, ſe développer, reſter dans ſa force, & décroître ?* N'eſt-ce pas encore qu'au lieu de prendre la Poudre à doſe ſuffiſante, ſelon le tempérament, & répétée ſelon le beſoin de la maladie, on uſe à cet égard, ſoit par crainte,
ſoit pour d'autres raiſons, d'une économie mal-
entendue ? Il n'en faut pas plus pour exciter
contre la Poudre des clameurs auſſi amères que
déplacées. Qu'un malade , dès le commencement de ſa maladie, prenne deux ou trois priſes
de notre Poudre ; les doſes, ſi l'on veut, ſont
meſurées à ſon tempérament ; il en réſulte quelques évacuations : on en attend du ſoulagement ;
& point du tout ; on voit le mal *ſe développer,
& croître* ; on le voit *reſter dans ſa force*. L'alarme
s'empare alors de l'eſprit du malade & de ceux
qui l'environnent ; la Poudre eſt abandonnée ;
on court au Médecin : & qu'arrive-t-il ? C'eſt
que tous les progrès du mal, quoique réglés
par *leur temps limité*, ſont mis par M. le Docteur
ſur le compte de la Poudre. C'en eſt aſſez pour
publier par-tout que le purgatif irritant a fait
augmenter la violence du mal, & expoſé les
jours du malade. Ce qui augmente le poids de
cette allégation, c'eſt qu'on voit au bout de

quelques jours le malade soulagé, entrer en convalescence. Voilà, dit-on, un argument sans replique contre la Poudre. Pendant son usage, la maladie a augmenté : depuis qu'on s'est livré aux remèdes ordinaires, la maladie a disparu ; peut-on nier, dans un tel cas, l'inefficacité de la Poudre ? Mais je réponds : peut-on s'arrêter sérieusement à un doute si mal fondé ? La Poudre seroit-elle inefficace, pour n'avoir pas empêché le mal *de se développer, & de rester dans sa force,* pendant *son temps limité ?* A ce compte, tous les autres remèdes de la Médecine sont également inefficaces, puisque l'observation apprend que la même chose arrive tous les jours dans leur usage. Seroit-elle inefficace, par comparaison aux remèdes ordinaires, qui ont opéré la guérison du malade ? Mais, si l'on fait attention que la guérison, par les remèdes ordinaires, n'a été opérée que dans *le temps limité* pour voir *décroître* le mal, cette guérison peut-elle devenir un argument de l'efficacité des remèdes ordinaires, & de l'inefficacité de la Poudre ? Qui ne sent l'illusion & le faux d'un tel raisonnement ? Que l'on eût commencé le traitement du malade par les remèdes accoutumés, & fini par la Poudre, l'effet auroit été tout semblable ; nous en avons cent exemples : & cependant on ne voudroit pas que nous tirassions contre les remèdes ordinaires la même conséquence qu'on a tirée contre la Poudre dans

le

le cas proposé ; que reste-t-il à conclure, sinon que cette conséquence n'est pas juste, & que la Poudre, en laissant le mal *se développer*, & *rester dans sa force* pendant *le temps limité*, n'est pas moins efficace que le remède qui, dans le temps limité pour le voir *décroître*, en a consommé la guérison.

Si l'on me disoit que le malade a fait constamment usage de la Poudre pendant le période ordinaire de sa maladie, sans éprouver aucun soulagement, l'objection seroit plus sérieuse ; mais, outre qu'on auroit bien de la peine à nous citer de tels exemples, si, par hasard, il s'en rencontre quelqu'un, il resteroit à sçavoir si le malade a pris un nombre suffisant de doses ; s'il les a prises avec les précautions qu'exige l'Auteur ; si les doses ont été proportionnées à son tempérament ; si, dans ce cas particulier, une humeur plus abondante & plus tenace n'a pas dû retarder l'effet du remède, en lui opposant des obstacles plus forts : car, dans tous ces cas, il seroit ridicule d'imputer au remède ce qui est une suite inévitable ou du caractère de la maladie, ou de la mauvaise maniere d'administrer la Poudre. Tout autre remède, en pareille circonstance, n'auroit pas eu plus de succès ; mais, quand il est question de la Poudre, on n'y regarde pas de si près. Parce que son Auteur l'appelle un *remède universel*, on exige qu'en toute circonstance, bien

K

ou mal adminiſtrée, la guériſon s'enſuive, & promptement; ſans quoi la Poudre eſt un mauvais remède, & l'Auteur qui la proclame un impoſteur. Mais c'eſt en dépit du bon ſens & de toute équité qu'on raiſonne de la ſorte; car, ſelon M. Tiſſot lui-même, *l'Hiſtoire des Maladies* .... « ne démontre-t-elle pas & la » néceſſité de la continuation des mêmes re- » mèdes auſſi long tems *que le caractère de la* » *maladie eſt le même*, & le danger d'en chan- » ger fréquemment, par la ſeule raiſon que » celui qu'on a employé ne ſoulage pas dans » le moment? Rien, ajoute-t-il, ne nuit plus au » malade que cette inſtabilité (*p*). » N'en voit-on pas la raiſon? Il faut donner au premier remède le temps de développer ſon efficacité. On ne doit point la révoquer en doute, tant que *le caractère de la maladie eſt le même*, quoiqu'on n'éprouve pas d'abord du ſoulagement. La perſévérance du mal ne ſignifie tout au plus qu'une plus grande force dans la cauſe qui le produit, & point du tout un défaut de vertu dans le remède; & le moyen le plus court pour triompher de la maladie, de l'avis même de M. Tiſſot, c'eſt de continuer l'uſage du même remède, ſans ſe rebuter. ... Qu'on applique ces notions à la Poudre d'Ailhaud; qu'on évite les fautes d'adminiſtration; qu'on ſuive les régles preſcrites

______

(*p*) Avis au Peuple, Tome II, §. 679, page 504.

par l'Auteur ; on verra tomber tout-à-coup le
reproche d'inefficacité, qu'on tire du retarde-
ment accidentel d'une guérison ; & l'on n'attri-
buera plus à un remède étranger le mérite entier de cette guérison que la Poudre avoit heureusement commencée, & qu'elle auroit bientôt
consommée si on lui avoit donné le temps de
finir son ouvrage.

Quant à ce qu'on voit arriver quelquefois,
que, de deux personnes atteintes de la même
maladie, l'une est guérie par l'usage de la
Poudre, & l'autre ne l'est pas dans le même
intervalle, il n'est pas nécessaire de recourir à
la diversité des tempéramens, pour expliquer
ce phénomène. La seule différence dans la maniere de se conduire, en donne ordinairement
la clef. Qu'on y fasse attention, & l'on verra
qu'un malade favorisera plus que l'autre l'action
de la Poudre, soit par des boissons délayantes,
soit en ménageant la transpiration qu'elle excite, soit en s'abstenant de tout aliment de difficile digestion, &c. C'est en regardant ainsi
les choses de près, que nous nous sommes assurés que la variété des effets qu'on remarque
dans la Poudre, vient toujours de quelqu'obstacle étranger qu'on lui oppose, & dont on ne
voudroit pas lui tenir compte dans le retarde-
ment de la guérison. Sans contredit, la Poudre
est efficace pour toute sorte de maux & de
tempéramens ; mais il est tout aussi vrai que son

efficacité doit se manifester d'une maniere plus lente, ou plus prompte, selon le nombre & la mesure des obstacles qu'elle trouve à vaincre. Vouloir une entiere uniformité dans ses opérations, indépendamment de toute circonstance, c'est n'être pas à l'a, b, c, de la matiere dont on parle, & tomber soi-même dans les contradictions qu'on voudroit reprocher à la Poudre.

Nous ne croyons pas devoir seulement prêter l'oreille aux imputations ridicules de ces critiques bornés qui s'efforcent de rendre la Poudre responsable de la mort de toutes les personnes qui meurent dans son usage ; comme si, pour être un remède universel, la Poudre devoit rendre les hommes immortels. Aveugles, qui ne voient pas avec quel avantage on pourroit retorquer contr'eux cette odieuse imputation, puisque, sur dix personnes qui meurent en usant de la Poudre, cent au moins rendent l'ame sous l'action des remèdes qu'ils leur font administrer. Laissons les auteurs d'une pareille objection sans réponse, pour ne pas nous déshonorer nous-mêmes en les confondant.

Concluons qu'une Médecine universelle est possible, qu'elle existe, & que la Poudre d'Ailhaud mérite ce nom. Si nous n'avons pas répondu en détail à toutes les objections possibles, nous croyons les avoir du moins prévenues ; &, d'après les principes que nous avons posés dans la discussion de ces reproches, nous croyons tout lecteur en état de répondre à cette nuée de difficultés qu'on hasarde avec confiance dans les conversations , & qui prouvent plus contre le jugement de ceux qui les font , que contre la vertu du remède qu'ils attaquent.

§. II.

Reproches contre la personne de MM. Ailhaud.

Nous avons déja remarqué que M. Ailhaud, pere, n'étoit plus, lorsqu'on vit paroître, dans le Mercure de France, la premiere Observation publique contre sa Poudre & contre lui. Tant qu'il vécut, la jalousie retint son fiel, & n'osa, par respect ou par crainte, le répandre sur cet illustre vieillard. Mais à peine fut-il entré dans le repos du tombeau, que ses cendres furent troublées dans cet asile sacré , par la plume téméraire de quelques écrivains, qui n'eurent pas honte d'insulter après sa mort , celui dont ils n'auroient pas soutenu les regards pendant sa vie. Sensible à cet outrage, le fils de cet homme célèbre brûloit du desir de venger la mémoire de son pere ; mais, retenu par les exemples & les leçons de modération qu'il en avoit reçus, il craignit de déplaire à son ombre, & ne répondit aux premiers traits de la jalousie, que par des traits de patience qui devoient coûter à sa tendresse. Son silence, auquel, ſelon les apparences, on ne s'attendoit pas, augmenta la licence des ſuppôts de l'envie. Ils crurent pouvoir impunément ſatisfaire leur ma-lignité ſur un mort qui ne parloit plus, pas même par la bouche de ſon fils : de-là les écrits des Thiéry, des Lorentz, des Delama-ziere, &c. Il falloit arrêter le cours de ces ex-cès ; il falloit aſſurer au défunt le repos & la gloire de ſon ſépulcre ; il falloit conſerver aux hommes le fruit de ſes travaux, & arracher ſa fameuſe Poudre d'entre les mains de la calomnie qui cherchoit à l'anéantir; il falloit, en un mot, un vengeur à M. Ailhaud : & où le prendre, ſinon dans le rejeton de ſa pouſſiere ? *Exoriare aliquis noſtris ex oſſibus ultor* (q).

M. le Baron de Caſtelet, dont la plume n'a-voit été ſuſpendue juſqu'alors que par des vues de modération & de paix, ſe livra aux devoirs de la juſtice, & de la tendreſſe filiale. Il montra, avec autant de préciſion que de ſolidité, l'in-décence des obſervations du ſieur Thiéry (r) ; il repouſſa vivement les traits injurieux des ſieurs Lorentz & Delamaziere (s) ; & il s'engagea en-vers le Public, à donner tous les éclairciſſemens néceſſaires ſur les écrits qui paroîtroient contre ſon pere, ou contre ſa Poudre. Cette réſolution,

---

(q) Æneid. *lib.* 4.
(r) Voyez la Feuille intitulée : *Médecine univerſelle.*
(s) Voyez la *ſuite de la Médecine univerſelle.*

dictée par l'honneur & le devoir, ne fut pas du goût de M. Vande-monde : comme il avoit publié, dans son Journal de Médecine, les écrits injurieux à M. Ailhaud, il vit avec quelque chagrin le contre-poison que M. le Baron de Castelet leur avoit préparé. Mais ce qui augmenta son humeur, ce fut la priere réitérée que lui fit M. le Baron de Castelet, d'insérer ses réponses dans son Journal. Cet acte de justice passoit de beaucoup la mesure de générosité du sieur Vandermonde ; il refusa constamment de le faire. Forcé d'en dire la raison, il en donna une assez singuliere. « Je ne suis pas, dit-il, le » maître de faire là-dessus ce que l'on pourroit » exiger de moi ; la Médecine & les Médecins » demandent à être un peu plus ménagés (t). » Plaisante défaite dans la bouche d'un Journaliste qui venoit d'insérer dans ses feuilles les injures les plus grossieres contre M. Ailhaud ! Injures d'autant plus déplacées, qu'elles s'adressoient à un confrere. Et d'ailleurs quel tort pouvoit faire à la Médecine & aux Médecins, une apologie qui n'intéressoit tout au plus que Messieurs Thiéry, Lorentz & Delamaziere ? Leur cause étoit-elle celle de toute la Médecine & de tous les Médecins ? Et si ces particuliers avoient témérairement hasardé des calomnies, ne pou-

____

(t) Lettre de M. Vandermonde à M. Mérigot fils, Libraire, du 19 Avril 1761.

K iv

voit-on pas les relever, sans manquer à la respectable Faculté ? *Les Médecins*, dit-on, *demandent à être ménagés* ; rien de plus juste. Mais M. Vandermonde avoit-il oublié que M. Ailhaud étoit Médecin , & qu'à ce titre il avoit droit à tous les ménagemens dûs à sa profession ? Or les avoit-on gardés envers lui , ces ménagemens de devoir, lorsqu'après sa mort, trois confreres ont insulté à sa mémoire ? M. Vandermonde lui-même, qui prêche la loi de ces ménagemens, les avoit-il gardés en publiant les écrits qui lui étoient injurieux ? Les gardoit-il dans le moment où il refusoit de publier son apologie, faite par son fils ? Les a-t-il gardés ensuite, lorsque, renonçant aux moindres égards de la décence & du bon sens, il s'est avisé d'insulter M. le Baron de Castelet de la maniere la plus atroce, & de le reléguer *dans une classe tout-à-fait éloignée des Médecins (u)* ? Il y auroit lieu d'être surpris de cette étrange contradiction de conduite , si chaque jour toutes les passions ne nous en fournissoient pas des exemples.

Quoi qu'il en soit, voilà M. le Baron de Castelet obligé à défendre la réputation de son pere & la sienne : la témérité de ce Journaliste, si délicat sur les ménagemens dûs aux Médecins, a fait mouvoir contre MM. Ailhaud, pere & fils, des plumes trempées dans le même fiel

----

(u) Journal de Médecine, Tome 15, p. 464 & 465.

que la sienne; & il en est né des ouvrages
distingués dans l'art de dire des injures. Ces mi-
sérables productions ont servi d'ornement au
Journal de Médecine; & M. Roux, continua-
teur de ce Journal, & héritier de l'esprit de
M. Vandermonde, les a recueillies avec complaisance. Ce sont ces personalités offensantes
des Ecrits dont nous avons déja rendu compte,
que nous allons examiner de plus près. Obligés
de nous rabaisser jusqu'à ce bas étage d'injures
où les adversaires de M. Ailhaud sont descendus,
nous épargnerons à nos Lecteurs, & nous nous
épargnerons à nous-mêmes la discussion de tout
ce qui n'intéresse point essentiellement la réputation de MM. Ailhaud. Nous aurions même
entiérement négligé cette partie, si nous n'a-
vions réfléchi que le discrédit des Auteurs de la
Poudre pourroit, par contre-coup, amener
celui du remède.

Tous les reproches importans qu'on a pu
imaginer contre MM. Ailhaud, se réduisent
à trois : sçavoir, l'ignorance, la mauvaise foi,
& les vues intéressées. Faisons de chacun un
examen séparé.

Reproche d'Ignorance. « On voit jour-
» nellement, dit un Médecin respectable, . . .
» combien il est difficile, s'il n'est pas tout-à-
» fait impossible, d'apprécier le mérite d'un
» Médecin, sur-tout quand on voit tellement
» régner parmi eux *la désunion & la jalousie,*

K v

» qu'ils cherchent à se décrier mutuellement.
» Les uns se glorifient de leur sçavoir, & re-
» gardent les autres comme *des charlatans &*
» *des empiriques*, qui n'ont aucunes lumieres
» pour décider de la nature des maladies, &
» d'une cure fondée sur cette connoissance.
» Ceux-ci, au contraire, méprisent les premiers
» comme des gens qui perdent leurs temps à
» de vaines spéculations, & qui, méditant sans
» cesse sur la théorie, négligent la pratique
» dont l'usage & l'expérience sont la base. Dans
» ces circonstances, il ne reste pas d'autre
» ressource que celle de *juger les effets, & de*
» *réputer bon* tel Médecin *ou* tel remède *dont*
» *on aura vu le succès de ses propres yeux* (x). »
Un peu après, le même Ecrivain adopte la
définition de Platon, qui dit dans le premier
Livre de sa République : *Nous appelons Méde-*
cin celui qui guérit. La justesse de cette définition & des raisonnemens de M. Hirzel, n'ont
pas besoin d'apologie.

Maintenant il nous faut décider si Messieurs
Ailhaud méritent de porter le nom de *Médecin,*
ou d'en être dépouillés à cause de leur ignorance.
MM. Thiéry & Tissot, en parlant de Monsieur
Ailhaud pere, le déclarent formellement *indigne*

(x) Hirzel, dans la Préface de l'*Avis au Peuple sur sa*
santé, où il marque les caractères du véritable Médecin,
pour le discerner de celui qui ne mérite pas ce nom.

de ce nom; & M. Thiéry en a l'ame fi émue, qu'il *rougit* de fçavoir qu'il l'a porté (*y*). M. Vandermonde, en parlant du fils, le relégue *dans une claffe tout-à-fait éloignée des Médecins.* M. Dupuy les accufe tous les deux de *brigandage* (*z*), & foutient que *le fieur Ailhaud, & tout ce qui eft de lui, eft tombé dans l'empirifme le plus infoutenable* (*a*). Les épithètes d'ignorant, de charlatan, fe trouvent répandues dans prefque tous les Ecrits déja cités; enforte que les antagoniftes de MM. Ailhaud fe placent eux-mêmes dans la claffe des Médecins qui, felon M. Hirzel, *regardent les autres comme des charlatans & des empiriques, qui n'ont aucunes lumieres,* &c.

Mais s'il faut juger du Médecin *par les effets;* s'il faut *réputer pour bon tel Médecin dont on aura vu le fuccès;* fi le véritable *Médecin eft celui qui guérit,* comment peut-on contefter ce titre à MM. Ailhaud? Et qui jamais l'a mieux mérité qu'eux? S'infcrira-t-on en faux contre les guérifons innombrables opérées par leur remède? &, fi l'on n'ofe en venir à cet excès de témérité, de quel front veut-on leur ravir le nom même de Médecin? Je n'infifte pas fur le décret de la refpectable Faculté qui le leur a décerné; mais, quand mille bouches s'ouvrent d'un pôle

_____

(*y*) Mercure de France, Mai 1758, pag. 135.
(*z*) Journal de Médecine, Tome 19, pag. 513.
(*a*) Ibid.

à l'autre, pour me dire avec enthoufiafme, que
M. Ailhaud eft *celui qui guérit*, puis-je retenir
mon indignation contre ce peloton borné de
Confreres jaloux, qui veulent l'afficher comme
un ignorant, comme un charlatan, comme un
homme *indigne* du nom de Médecin ? En quoi
donc peut confifter la fcience du vrai Médecin,
fi ce n'eft à guérir ? Et, parmi tous les Médecins, quel eft celui qui poffede mieux cette
fcience que celui qui, par fes Ecrits & un feul
remède, porte la fanté & la vie jufqu'aux extrémités de la terre ? O vous qui vantez tant
votre fcience, & auprès de qui MM. Ailhaud
ne font que des ignorans ; dites-nous, s'il vous
plaît, dans quel pays votre nom eft célèbre
pour la guérifon des maladies ? Jufqu'où fe font
répandues les heureufes influences de ce profond fçavoir dont vous vous glorifiez ? Où font
les voix qui publient, par reconnoiffance & avec
admiration, les merveilles opérées par vos talens ? ... J'écoute, & je n'entends rien. Vous
voilà réduits à me défigner vous-mêmes une
telle & une telle perfonne, guéries par vos
foins. Et où ? dans le cercle étroit de votre
ville, de votre quartier. Votre bienfaifance &
votre réputation ne s'étendent pas plus loin ; à
cent pas de votre porte on ignore votre nom,
& j'ai peine à vous trouver fi je demande où
vous êtes. Chofe étonnante ! Enfevelis, malgré
l'éclat prétendu de vos lumieres, dans une fi

étrange obfcurité, vous rougiffez d'avoir Meffieurs Ailhaud pour Confreres ! Vous craignez
que leur ignorance ne répande de nouvelles té-
nébres fur votre horizon ! Vous croiriez vous
déshonorer de vous mettre avec eux fur une
même ligne ! Mais y penfez-vous ? & puis-je
croire que vous parlez férieufement ? Quoi !
deux Médecins dont le nom eft connu de
tout l'univers, dont les Ecrits font applaudis
par un million de fectateurs, dont la Poudre
purgative eft célébrée par tant de guérifons furprenantes, dont le rang eft illuftré par les bienfaits multipliés du premier Monarque du monde ; ces deux Médecins feroient pour vous un
fujet de confufion, & vous dédaigneriez de
les reconnoître pour Confreres ! Vous les mé-
priferiez de bonne foi, & vous les regarderiez
tout de bon comme des ignorans *dans l'art de
guérir les maladies !* Mais, de grace, interrogez
cette foule fans nombre de malades de tous les
pays, qui n'ont pu retrouver la fanté dans les
foins des Médecins de votre trempe, & qui
l'ont heureufement recouvrée dans l'ufage de la
Poudre & des Ecrits de MM. Ailhaud ; écou-
tez les bénédictions qu'ils leur donnent ; pefez
les éloges qu'ils leur prodiguent. Pourrez-vous
nier après cela que M. Ailhaud *eft celui qui
guérit ?* Et fi vous n'ofez le nier, fur quoi portent vos reproches d'ignorance, de charlatanerie, &c ? Et ne voyez-vous pas que, s'il fe

trouve entre MM. Ailhaud & vous quelque tache de cette efpece, elle ne peut convenir qu'à vous ? Quel intérêt n'aviez-vous pas à garder le filence ?

Mais encore, en quoi confifte cette prétendue ignorance qu'on reproche à MM. Ailhaud ? C'eft, dit M. Thiéry, en ce qu'ils croient *qu'un purgatif réfineux* peut *convenir dans toutes les maladies & à tous les tempéramens* (b). Oui, dit encore le même Docteur, dans fes éclairciffemens fur fa premiere Obfervation, *le fieur Ailhaud ne peut fe difculper, ou d'une mauvaife foi manifefte, ou de l'ignorance la plus craffe, par ce feul fait, qu'il propofe indifféremment à tout le monde, & pour tous les maux poffibles, un feul remède, un purgatif; & quel purgatif* (c) ! Nous fommes d'accord avec M. Thiéry fur le fond des opinions qu'il impute à M. Ailhaud; mais ces opinions font-elles le fruit de l'ignorance, font-elles des erreurs ? Voilà le vrai point de la difficulté. Pour la décider à fon avantage, M. Thiéry prend la voie la plus fûre & la moins fujette aux difficultés : il parle comme les oracles, fans rendre raifon de ce qu'il dit. Il déclare Monfieur Ailhaud atteint & convaincu *ou d'une mauvaife foi manifefte, ou de l'ignorance la plus craffe*; &, après avoir taxé fes opinions *d'erreurs dange-*

____

(b) Mercure de France, Mai 1758, page 135.
(c) Journal de Médecine, Tome 11, page 172.

reufes, il ajoute feulement *qu'on peut aifément les démontrer impoffibles* (*d*). Voilà tout ce que nous pouvons tirer de ce Docteur-Régent, pour nous éclairer fur l'objet de cette conteftation. Mais là-deffus il me furvient un fcrupule. Je vois, d'une part, M. Ailhaud qui, en avançant fes prétendues erreurs fur la Médecine, emploie plus de quarante pages d'impreffion à les expliquer, à les développer, à les mettre au grand jour, & qui leur donne au moins, par fes raifonnemens, une forme féduifante ; & M. Thiéry, qui regarde tout cet édifice de raifonnemens comme un tiffu *d'erreurs dangereufes*, & qui croit qu'on *peut aifément démontrer impoffibles* les opinions nouvelles de cet Auteur, ne dit pas un feul mot pour démafquer ces *erreurs*, pour les combattre, pour les détruire, pour les rendre fenfibles aux yeux du public. S'il étoit fi aifé d'en montrer le faux, pourquoi M. Thiéry n'a-t-il pas voulu prendre cette petite peine, lui qui fait fonner fi haut fon dévouement au bien public, & fa vigilance inquiète à le prémunir contre les erreurs dangereufes ? Et fe peut-il qu'il tienne une opinion comme notoirement infoutenable, dès que, du haut de fa chaire, il aura lancé fur elle la qualification *d'erreur* ?

Mais ce qui m'étonne encore plus dans fon

____

(*d*) Journal de Médecine, Tome 11, page 174.

procédé, c'eſt cette *ignorance la plus craſſe* qu'il impute ſans ménagement à M. Ailhaud. Quand je me rappelle que cet homme reſpectable n'a publié ſon Syſtême qu'après quarante années d'exercice de la Médecine (e) ; qu'il n'a oſé le mettre au jour qu'en l'appuyant ſur un corps d'expériences qu'on n'a jamais pu contredire ; que, pendant plus de vingt ans, ce Syſtême n'a éprouvé aucune contradiction, quoique répandu par-tout ; qu'il joint au mérite inconteſtable de la clarté & de la préciſion du ſtyle, une liaiſon ſi intime dans toutes ſes parties, que tous ſes principes naiſſent les uns des autres, & ſont ou tous vrais, ou tous faux ; puis-je ne pas me récrier contre l'injuſtice & la témérité du ſieur Thiéry ? Quand même il ſeroit vrai de dire que tout ce beau Syſtême n'eſt qu'une erreur, ſeroit-il permis de taxer l'Auteur d'ignorance, & de *l'ignoranc la plus craſſe* ? M. Ailhaud a pu ſe tromper ſans doute ; mais, même en ſuppoſant qu'il ſe ſoit trompé, dès que ſes erreurs elles-mêmes font briller l'élévation de ſon génie & la profondeur de ſes recherches, mérite-t-il le reproche d'ignorance dont on veut le couvrir ? & ce reproche n'eſt-il pas ſouverainement indécent, ſur-tout dans la bouche d'un Ecrivain qui lui ſuppoſe des erreurs, ſans entreprendre

---

(e) M. Ailhaud a été reçu Docteur en Médecine en 1695, & ſon Syſtême a paru, pour la première fois, en 1737.

d'en conſtater & d'en réfuter aucune ? Que ſeroit-ce ſi nous ajoutions que ces prétendues erreurs de M. Ailhaud ſont autant de vérités conſtantes, dont les raiſonnemens de l'Auteur prouvent la poſſibilité, & dont l'expérience la moins équivoque atteſte l'exiſtence ? Si l'on veut bien ſe rappeler tout ce que nous avons dit ſur la poſſibilité d'un remède univerſel, & ſur le choix de ce remède dans la claſſe des purgatifs, on pourra juger ſi les opinions de M. Ailhaud, ſur ces objets, méritent la qualification d'erreur, & ſa perſonne celle d'ignorance. Quoi qu'il en ſoit, nous croyons toujours pouvoir décider avantageuſement de la ſcience de M. Ailhaud, par cela ſeul qu'il eſt *l'homme qui guérit*. Comme la critique de ſes envieux ne peut anéantir les guériſons qu'il a opérées, & qu'il ne ceſſe d'opérer par ſon admirable remède, elle ne peut anéantir l'eſtime profonde que nous avons pour ſes lumieres & pour l'étendue de ſes connoiſſances. Tout ce que nous diſons de M. Ailhaud pere, doit s'entendre, ſans reſtriction, de M. le Baron de Caſtelet ſon fils, qui fait, en ce point, cauſe commune avec lui.

REPROCHE DE MAUVAISE FOI. M. Thiéry a bien ſenti que le reproche d'ignorance qu'il fait à M. Ailhaud, ne prendroit pas dans tous les eſprits. Il s'eſt ménagé une retraite, en faiſant une propoſition disjonctive. « Le ſieur Ailhaud, dit-il, » ne peut se disculper *ou d'une mauvaise* » *foi manifeste, ou de l'ignorance la plus crasse,* » par ce seul fait, qu'il propose indifféremment » à tout le monde un seul remède, un pur- » gatif. » Si nous comprenons bien ce raison- dement, voici ce qu'il signifie : les opinions de M. Ailhaud font des *erreurs*; si le sieur Ailhaud ne les a pas connues pour-telles, il est dans *l'ignorance la plus crasse*; s'il les a connues in- fectées de ce vice, il est coupable *d'une mau- vaise foi manifeste*, pour avoir voulu tromper le public en les soutenant. Ce n'est pas ici le lieu de faire l'apologie des opinions, puisque nous en sommes à celle des personnes. Nous avons déja fait sentir le ridicule & l'injustice du reproche d'ignorance ; attachons-nous à discuter celui de mauvaise foi.

Il est évident que, pour décider si MM. Ail- haud méritent ou non le reproche de mauvaise foi, tout dépend de cette question : MM. Ailhaud ont-ils *regardé* leurs opinions comme des *erreurs ?* Si cela est, ils font coupables de mauvaise foi : si cela n'est pas, l'accusation est injuste & témé- raire ; car, quand même il seroit vrai que le système de M. Ailhaud n'est qu'une erreur, si l'Auteur & son fils n'en ont pas été convaincus, s'ils ont été persuadés du contraire, on ne peut les accuser de *mauvaise foi*, parce qu'on peut soutenir une erreur de très-bonne foi ; & cela arrive aux plus grands hommes. L'épithète de

mauvaife foi ne convient qu'à ceux qui foutiennent *fciemment* des opinions dont ils connoiffent
le faux. On fent la juftefle de cette remarque,
& nous prions nos Lecteurs d'y faire attention.

Mais, avant que d'examiner le fond de la
queftion, témoignons notre furprife de voir
MM. Ailhaud taxés de *mauvaife foi* par un
Ecrivain qui protefte folennellement, en plus
d'un endroit, qu'il *n'a rien à démêler avec eux* (f).
C'eft une chofe affez étrange, de voir employer
des qualifications fi dures par un Ecrivain qui
n'a & ne veut avoir aucun démêlé. Seroit-il
dans l'idée que des bagatelles de cette efpèce
ne peuvent pas faire parmi les hommes la matiere d'un démêlé férieux ? Mais, ou il fe joue
des termes *fans pudeur*, ou il fuppofe qu'on ne
doit point prendre fes expreffions pour ce
qu'elles valent ; & dès-lors, quelle idée nous
donne-t-il lui-même de fa bonne foi ? Sans nous
arrêter aux trompeufes démonftrations que donne
ce Médecin de fon éloignement pour les démêlés, nous allons prendre le reproche de mauvaife foi dans fon fens naturel, & montrer
combien peu il convient à MM. Ailhaud.

Ce reproche ne peut convenir, comme nous
venons de le dire, qu'à ceux qui trompent les
autres, en parlant contre leur propre penfée ;

____

(f) Voyez le fecond Ecrit déja cité du fieur Thiéry, au
commencement & à la fin.

mais seroit-il bien possible à MM. Thiery, Dupuy, & autres qui hasardent ce reproche contre MM. Ailhaud, de le prouver? Ces Messieurs n'ont jamais connu MM. Ailhaud que par leurs Ecrits. Ces Ecrits parlent constamment le même langage, & ne se contredisent en rien. M. le Baron de Castelet a donné le précis du Traité de M. son pere; & ce précis ne fait qu'inculquer les principes fondamentaux du Traité. Quand quelque Ecrivain a attaqué la doctrine de ces auteurs, ils l'ont toujours défendue avec une chaleur qui décele l'intime conviction où ils étoient de sa vérité. Il est notoire que Messieurs Ailhaud n'ont jamais varié; & personne au monde ne peut dire les avoir vus chancelans dans leurs opinions. Sur quoi donc peut porter le reproche de *mauvaise foi*? En quel lieu a-t-on pris les preuves d'une accusation si grave? Dira-t-on que l'erreur se manifeste d'elle-même, & que MM. Ailhaud n'ont pas pu ne pas l'appercevoir? Mais, en supposant que cette erreur prétendue est aussi sensible qu'on le dit, ignore-t-on quelle est la force & l'empire des préjugés sur l'esprit? Et par quel privilège voudroit-on que ces dangereux ennemis de la vérité ne l'eussent jamais obscurcie aux yeux de MM. Ailhaud? Si ces Messieurs ont été seduits par un préjugé, on doit les plaindre & les éclairer, mais non les accuser de mauvaise foi. Dira-t-on qu'on a démasqué leurs erreurs d'une

maniere fi victorieufe, qu'il n'y a que des aveugles volontaires qui puiffent ne pas les appercevoir ? Mais où font les ouvrages inftructifs
qu'on a faits fur cette matiere ? Jufqu'à ce moment, je n'en connois point. M. Thiéry nous
parle *d'erreurs dangereufes*; M. Vandermonde,
de *fauffe doctrine, & de raifonnemens vagues*;
M. Dupuy, de *brigandage*, &c. Mais aucun de
ces Meffieurs n'a pris la peine de prouver fa
thèfe; & je défie qu'on trouve, dans tous leurs
Ecrits, le moindre rayon de lumiere, à la faveur
duquel on puiffe appercevoir les erreurs prétendues. Et comment voudroit-on que Meffieurs Ailhaud eux-mêmes les aient appercues ?
Des Auteurs, qui ont une tendreffe paternelle
pour leurs ouvrages, font les derniers à s'appercevoir des défauts qu'ils ont. Tout le monde
peut les voir & les montrer au doigt, que les
Auteurs ne s'en doutent pas encore. Seroit-on
en droit de les taxer de mauvaife foi pour cela ?
Qui ne fent la témérité de cette expreffion ?

Mais non-feulement MM. Ailhaud ont toujours écrit & parlé conformément à leur premiere doctrine; ils ont encore agi en conféquence, fans fe démentir jamais dans les circonftances les plus critiques. En effet, je ne
demande pas quelle a été la conduite de
M. Ailhaud pere, auprès des malades qu'il
vifitoit : on fçait qu'il fuivoit fans biaifer les
principes de fon Syftême, même avec les per-

fonnes de la premiere diftinction (g). Mais je demande, (& ceci eft bien plus fort ; c'eft la véritable pierre de touche pour s'affurer de la bonne foi de M. Ailhaud,) quelle conduite tenoit-il à l'égard de lui-même & à l'égard de fes enfans, quand quelqu'un d'eux étoit malade ? Recouroit-il aux faignées & aux autres remèdes de l'Art pour leur guérifon ? S'éloignoit-il de l'unité du remède qu'il vantoit dans fes Ecrits, & qu'il employoit pour tous fes autres malades ? Il eft conftant que non ; & tous ceux qui ont vu de plus près la conduite de M. Ailhaud, n'ont vu que fa Poudre en ufage dans toutes les maladies de fa ma'fon. « C'eft par fon ufage, nous dit-il, » que moi-même, quoique dès ma naif-
» fance, foible & infirme, j'ai eu le bonheur
» d'arriver à l'âge de quatre-vingt-un an, plein
» de fanté, pere d'une nombreufe & forte fa-
» mille, à préfent même, par la grace de Dieu,
» pleine de vie & de fanté ; & *je ne leur ai*
» *jamais donné d'autre remède, je n'en ai ja-*
» *mais pris d'autre moi-même, pour quelque ma-*
» *ladie que ç'ait été* (h). » La meurtriere faignée fur tout a été totalement bannie de fa fa-

---

(g) Voyez dans le I. Recueil des Guérifons, la Lettre de M. d'Albertas, premier Préfident de la Cour des Comptes ; celle de M. de Lubieres, Confeiller au Parlement ; celle de Madame Fabry de Saint-Jean ; celle de Madame la Marquife de Brancas Roquemartine ; celle de Madame de Maillanne, &c.

(h) Traité de l'Origine des Maladies, page 16,

mille. « J'ai quarante-un ans , difoit M. le Baron de Caftelet en 1760 , » & j'ai joui à » plein de fa découverte, (de mon pere) n'ayant » jamais été faigné , non plus que mes enfans, » & *aucun de ma famille, depuis ce temps* (i). » Auffi l'attachement de M. le Baron de Caftelet à cette pratique eft fi grande , qu'obligé de perdre de vue MM. fes fils , pour leur procurer une éducation convenable , il ne les a confiés aux Supérieurs des Penfionnats, qu'après avoir obtenu d'eux une promeffe bien expreffe , qu'en cas de maladie quelconque , fon Remède univerfel feroit l'unique mis en ufage pour fes fils. Nous fçavons ce fait de fcience certaine ; & fi quelqu'un en doutoit , il pourroit s'en éclaircir au grand Collége de Lyon , auprès du Supérieur du Penfionnat. Nous fçavons encore que le fils aîné de M. le Baron de Caftelet , ayant eu tout l'avant-bras gauche fracaffé par un fufil qui creva entre fes mains , on n'employa dans fon traitement ni faignée , ni diète ; & , malgré l'avis de deux habiles Chirurgiens qui prédifoient la gangrène & la mort en peu de jours , fi l'on ne changeoit de pratique , le jeune Baron a été tiré d'affaire on ne peut mieux ; il fe fert de fa main avec facilité ; & , pour parer à tous les

---

(i) Voyez la Feuille intitulée, *Médecine univerfelle*, page 2, col. 2.

accidens dont on l'avoit menacé, M. son pere ne joignit au traitement de la blessure que de fréquentes prises de sa Poudre purgative. Qu'on dise, après de tels traits, & plusieurs autres tout aussi forts que nous pourrions citer ; qu'on dise que MM. Ailhaud n'y vont pas de bonne foi, & qu'ils reconnoissent l'abus & le danger, tant de leur système, que de leur remède. Si cela étoit, il ne faudroit pas les accuser seulement de mauvaise foi, mais de la barbarie la plus affreuse, puisqu'il seroit vrai de dire qu'ils enveloppent leur propre sang dans le nombre des victimes qu'ils immolent aux progrès d'un remède dangereux, & d'un système reconnu faux. Leur conduite parricide seroit une abomination sans exemple, & la terre n'auroit jamais porté des monstres plus dignes d'exécration. Mais si, par un effet contradictoire, leur Poudre de mort opere la vie ; si, par elle, toute la famille de M. Ailhaud recouvre heureusement la santé, dans les cas les plus critiques ; si l'usage du système & du remède pernicieux leur devient constamment favorable, y a-t-il de la mauvaise foi dans MM. Ailhaud de publier, de soutenir, de conseiller au public ce remède & ce système ? Ne donnent-ils pas d'assez bons garans de leur bonne foi, quand ils disent : *Faites comme nous ?* Et, dès qu'on sçait, à n'en pouvoir douter, que ce langage n'exprime ef-

fectivement

fe&ivement que la conduite conftante & invariable de ces Meffieurs, qui peut les foupçonner de n'avoir pas eux-mêmes pour leur fyftême & leur remède, la confiance & l'eftime qu'ils en témoignent ? Mais, fi l'on eft forcé de convenir qu'ils foutiennent leurs opinions par leurs expériences domeftiques, que devient le reproche de mavaife foi ? Il eft vifible qu'il n'exifte que dans la tête de ceux qui le font. Paffons au dernier reproche.

· REPROCHE DES VUES INTÉRESSÉES. Avant d'entrer dans la difcuffion de ce reproche, je voudrois demander à ceux qui le font, fi, tout-à-fait infenfibles à l'éclat des richeffes, ils ofent les méprifer, & les regarder d'un œil indifférent ?

Aude, hofpes, contemnere opes, & te quoque dignum
Finge Deo.

ÆNEID. Lib. VIII, v. 363.

On voit où tend cette queftion. Elle doit rappeler les faifeurs de reproches à eux-mêmes, & les empêcher de jeter la pierre fur les coupables, s'ils ne font eux-mêmes innocens. Pour peu qu'on connoiffe le monde, combien n'y voit-on pas de ces déclamateurs éloquens qui prêchent la vertu pour les autres, s'élèvent avec force contre les vues intéreffées, tandis qu'ils n'ont eux-mêmes d'autre maxime de conduite, que celle de tout facrifier à leur fortune ! Com-

L

bien dans la bouche desquels on pourroit, sans injustice, mettre ces vers d'Horace :

O cives ! cives ! quærenda pecunia primùm est,
Virtus post nummos.

HORAT. Ep. I, lib. I.

Nous ne prétendons juger personne, ni décliner l'objection que nous avons à résoudre ; mais l'Anonyme Italien, dont nous avons déja fait mention, nous ayant appris que la Médecine est *une profession intéressée, qui n'est déja que trop qu'un indigne trafic* (k); nous souhaiterions que les Médecins qui écrivent sur cette matiere, prissent bien garde à eux, avant que de toucher une corde si délicate, & qu'ils ne se missent pas dans le cas d'une récrimination humiliante.

Mais revenons à notre objet, & voyons si MM. Ailhaud méritent le reproche d'étendre leurs vues d'intérêt au-delà des justes bornes. C'est le sentiment de M. Thiéry & de M. Dupuy, de l'Anonyme Italien, &c. « Le sieur Ailhaud, dit M. Thiéry, » a paru s'occuper de son in- » térêt personnel, beaucoup plus que de la santé » publique & de l'avancement de sa profes- » sion (l)....« Il me semble, dit M. Dupuy, en-

---

(k) Lettre de M. . . . Docteur en Médecine sur l'usage de la Poudre d'Ailhaud.
(l) Mercure de France, Mai 1759, page 181.

» tendre les Ailhaud criant : Prenez de nos
» Poudres ; elles font des merveilles.... Voilà
» le brigandage (m). » Et un peu plus bas,
après avoir placé le fieur Ailhaud fur un tréteau,
il lui fait débiter, en criant, la harangue fui-
vante, qu'il a tout exprès compofée, préfumant
bien que le fieur Ailhaud n'en fçauroit faire de
pareilles : « Vous ne fçauriez, archidupes, aveu-
» gles-nés que je chéris, trop avaler de ma
» Poudre ; fi une prife ne fuffit pas, vous
» pouvez en avaler de fuite jufqu'à trente,
» foixante, & même plus. ... Ce n'eft pas à
» votre vie que j'en veux, c'eft à votre
» bourfe (n). » Ces nobles idées que M. de
la Porcherie puife dans fon fonds, pour les
prêter à MM. Ailhaud, nous donnent à connoître les fondemens du reproche d'intérêt qu'on
fait à ces Meffieurs. M. Thiéry leur fait un
crime du fecret qu'ils gardent fur la compofition
de la Poudre ; M. Dupuy, du confeil qu'ils
donnent d'en répéter l'ufage jufqu'à un nombre
confidérable de prife ; l'un & l'autre fe réuniffent à croire que ces deux branches de la conduite de MM. Ailhaud, en favorifant leurs intérêts, nuifent effentiellement à ceux du Public.
C'eft effectivement de ce point de vue qu'il faut

____

(m) Journal de Médecine, Tome 19 , page 513.
(n) *Ibid.* page 515.

partir, pour décider la question présente. Ne nous en écartons pas.

Deux choses, dans cette matiere, peuvent intéresser la société : *La santé publique, & l'avancement de la profession de la Médecine.* Il faut donc examiner si MM. Ailhaud nuisent à quelqu'un de ces intérêts, par le secret de leur Poudre, ou par l'usage fréquent qu'ils en conseillent.

1° Que peut exiger la société, par rapport à *la santé publique* ? Est-ce qu'on lui donne de bons remèdes, ou qu'on lui fasse un long & inutile détail des drogues qui les composent ? Il me paroît que la meilleure maniere de remplir le vrai intérêt de la société, c'est de lui donner de bons remèdes tout faits, & non des recettes compliquées, dont les trois quarts & demi des hommes seroient incapables de faire usage, & de tirer aucun profit. En effet, dès qu'on a le remède, de quoi sert la recette ? A nous apprendre comme il est fait ? Mais cela m'importe-t-il ? Que le remède soit bon ; c'est tout ce que je demande. La connoissance de ses ingrédiens ne peut me faire ni bien ni mal ; ce n'est point de-là que dépend ma santé, pourquoi m'y intéressero's-je ? C'est, disent ici nos adversaires, que, pour sçavoir au juste si le remède est bon, il en faut connoître les ingrédiens. Quelle illusion, ou plutôt quelle fourberie ! N'y a-t-il pas une route plus courte & plus sûre pour en juger ? N'avez-vous pas l'ex-

périence ? Quand un nouveau remède paroît
fur l'horizon de la Pharmacie, eft-ce fur l'étiquette des drogues qu'on décide de fa bonté ?
Si cela étoit, adieu les pilules de ciguë de
M. Storck ; adieu les préparations du fublimé
corrofif par le Baron Van-Swieten ; adieu tous les
remèdes tirés du genre des poifons : leur nom
feul fuffiroit pour les profcrire. Mais, graces
au bon fens, les chofes ne vont pas ainfi. C'eft
avec le flambeau de l'expérience qu'on examine
les propriétés de tout remède nouveau. Sans
s'alarmer de fon nom, on fait, avec précaution, l'épreuve de fa vertu ; & cette épreuve
eft elle-même, en dernier reffort, le juge qui
prononce fur fa bonté. Il feroit donc bien inutile à la fanté publique que M. Ailhaud donnât
la nomenclature des drogues qui compofent fa
Poudre ; il faudroit toujours en revenir à l'expérience, comme à l'unique voie fûre pour décider de fon mérite. Et que manque-t-il en effet
à la fociété pour s'affurer de ce qui l'intéreffe
dans la Poudre d'Ailhaud ? M. Ailhaud a-t-il
jamais cherché à fouftraire fa Poudre au jugement de l'expérience ? lui qui demandoit de
faire l'épreuve de ce remède *fur tout malade,
& dans de pleines falles d'Hôpitaux* (o) ? lui
qui, depuis foixante ans, a toujours réclamé le
jugement de l'expérience, comme l'unique décifif ?

(o) Traité de l'Origine des Maladies, page 19.

qui, fans s'attacher aux raifonnemens abftraits d'une médecine fufpecte, renferme toutes fes preuves dans le recueil d'une foule innombrable d'expériences ? Quel Auteur a mieux rempli que lui tous les intérêts de la fociété ? Il donne un remède dont il eft l'Auteur, & il prend la peine de le compofer lui-même : il le garantit bon, & ce n'eft pas fur de vaines allégations de charlatanerie ; c'eft fur des faits inconteftables, qui, depuis plus d'un demi-fiécle, fe multiplient prefqu'à l'infini, fous les yeux & en dépit de l'envie. Faut-il rien de plus pour affurer l'intérêt de *la fanté publique* ?

Mais M. Ailhaud garde pour lui feul le fecret de la compofition de fa Poudre. Et fans doute, il le garde. Ce fecret n'eft-il pas fon bien ? Pourquoi voulez-vous qu'il vous le donne ? Pour en enrichir la fociété ? Mais, quand la fociété jouit du remède, a-t-elle befoin de la recette ? Et, pour bien mériter de la fociété, faut-il fe dépouiller de fon bien, pour lui faire des préfens inutiles ? Qu'on y faffe bien attention : le véritable intérêt de la fociété exige, au contraire, que M. Ailhaud ne communique point fon fecret. Nous avons déja infinué cette remarque au commencement de cet Ouvrage, & nous en allons donner ici une preuve palpable. Que la compofition de la Poudre devienne publique, la fociété perd à l'inftant prefque toute affurance de l'exacte préparation de ce remède ; car, fans vouloir compter les erreurs dont *la fraude ou la maladreffe* d'une foule de compofiteurs pourront l'infecter, ne doit-on pas s'attendre à bien des fautes d'inadvertance, par-là même que la Poudre fera préparée par des mains peu exercées à tout le détail de fa compofition ? Rien n'eft fi fimple que la préparation de l'extrait de ciguë (*p*) ; & cependant le célèbre, l'illuftre M. Tiffot n'y a pas réuffi dans fes premieres expériences : il a fallu s'adreffer à M. Storck lui-même ; & ce n'eft qu'après beaucoup de nouvelles attentions fur fon procédé, que M. Tiffot eft parvenu *à un extrait qu'il eft impoffible de diftinguer de celui de Vienne* (*q*). Qu'auroit-ce été, fi cette compofition eût été plus compliquée ? C'eft qu'il y a toujours dans chaque remède *compofé*, une foule d'attentions qui doivent être obfervées avec précifion, pour affurer la vertu du remède. La moindre omiffion peut occafionner les différences les plus effentielles ; &, fi cela eft arrivé à un aigle de la Médecine, à combien plus forte raifon doit-on le fuppofer de la part de ceux qui n'en font que les moucherons ? Il n'eft pas auffi aifé qu'on fe l'imagine de faifir & d'exécuter comme il faut une recette qui paroît fimple au premier coup

---

(*p*) On peut voir cette préparation dans l'Avis au Peuple fur fa Santé, Tome II, page 527, dans la Note du n° 57, à la fin.

(*q*) *Ibid.*

L iv

d'œil ; c'eſt un jeu pour l'Auteur qui l'a inven‑
tée , mais c'eſt un ouvrage pour tout autre :
d'où il ſuit que tout remède ſortant des mains de
l'Auteur, eſt inconteſtablement plus parfait, que
ſi d'autres mains avoient préſidé à ſa préparation.
En tout état de cauſe, je préférerois l'extrait de
ciguë fait par M. Stork, à celui de tout autre
Médecin ; &, par la même raiſon, il eſt évi‑
dent que la Poudre d'Ailhaud, faite par M. Ail‑
haud, doit être préférée à celle qui ſeroit pré‑
parée chez les Apothicaires. Il eſt donc de l'in‑
térêt de la ſociété que le ſecret de cette Poudre
demeure chez ſon Auteur, afin que lui ſeul ſe
mêle de ſa compoſition. Elle ne pourroit que
perdre de ſa perfection, ſi la recette devenoit
publique. Donc le ſilence de M. Ailhaud, ſur
cette compoſition, loin de nuire *à la ſanté pu‑
blique*, la favoriſe évidemment : c'eſt ce qu'il
falloit démontrer.

Il eſt inutile de nous arrêter à prouver, con‑
tre M. Dupuy, que l'uſage fréquent de la Pou‑
dre, conſeillé par MM. Ailhaud dans leurs
Ecrits, ne peut qu'être avantageux à la ſanté
publique, ſi le remède eſt bon en lui-même ;
car ces Meſſieurs veulent qu'on écoute la voix
du beſoin, & qu'on ſe règle par elle. Dans de
légères infirmités, diſent - ils, quelques priſes
doivent ſuffire. Dans des maladies conſidérables,
opiniâtres, invétérées, il faudra juſqu'à trente,
quarante, ſoixante, cent priſes pour les vaincre.

Il n'y a rien en cela d'extraordinaire ni de ridicule, encore moins de contraire *à la fanté publique*. Il eft vifible que, pour guérir une hydropifie de poitrine bien formée, il faut un ufage plus fréquent & plus long du remède curatif, que pour guérir une hydropifie fimple, qui ne fait que commencer. Si M. Dupuy ne connoît pas ces différences, c'eft auprès de lui qu'on doit s'alarmer fur la fanté publique.

2° Que peut exiger la fociété, de MM. Ailhaud, *pour l'avancement de leur profeffion?* Qu'ils confacrent toutes leurs lumieres, tous leurs talens à la cultiver, à la perfectionner, à lui procurer de nouvelles richeffes? A la bonne heure! C'eft le devoir de tout enfant, de procurer ainfi la gloire de fa mere. Mais qui l'a mieux rempli, ce devoir, que MM. Ailhaud? N'ont-ils pas fait à la Médecine les plus beaux préfens? La théorie fur l'origine des maladies, fur l'abus de la faignée, fur la néceffité des purgatifs, fur la poffibilité d'une médecine univerfelle; la découverte de cette médecine univerfelle; le recueil d'une foule d'expériences qui en confirment l'exiftence, ainfi que la théorie de l'Auteur, ne font-ce pas des contributions honnêtes de la part de MM. Ailhaud, pour concourir à *l'avancement de leur profeffion?* Quel eft celui de leurs critiques, qui pourroit dire qu'il en a fait autant?

Mais, dit-on, M. Ailhaud ufe d'une réferve

odieuse envers la Médecine, dès qu'il lui refuse la connoissance des ingrédiens de sa Poudre : il montre par-là qu'il a bien plus à cœur ses propres intérêts, que l'avancement de sa profession.

Il faut avouer qu'on a étrangement à cœur la connoissance de ce *Secret*, & qu'on se tourmente bien pour y parvenir. Arrêtons-nous, pour la troisieme fois, sur cette matiere, & détruisons jusqu'aux moindres prétextes de cette inquiète curiosité qui veut qu'on lui dise tout, qu'on ne lui cache rien.

Non, *l'avancement de la Médecine* n'exige point que M. Ailhaud donne au Public le secret de sa Poudre. Nous avons déja remarqué, au contraire, que la Médecine & le Public y perdroient la sureté du remède, qui dépend de l'exactitude de sa préparation. Mais, indépendamment de cette observation évidemment victorieuse contre le prétexte que nous combattons, je dis que l'avancement de la Médecine perdroit encore une de ses principales ressources, qui est la noble émulation de ses enfans. Je m'explique. Il en est des découvertes dans le pays de la Medecine, comme de celles qu'on peut faire en toute autre matiere. Il ne faut qu'un heureux pour exciter dans mille autres le desir de le devenir, en suivant ses traces. C'est par cette émulation que tous les arts se font perfectionnés, & que les disciples ont

quelquefois furpaffé leurs maîtres. Quand on fçut
l'heureux fuccès du voyage de Chriftophe Colomb, qui découvrit l'Amérique en 1491, les
plus habiles navigateurs fe donnerent l'effor, &
chercherent pareille aventure. Améric Vefpuce
découvrit, en 1497, la partie du Continent de
l'Amérique qui eft au fud de la ligne. Jean de
Grijalva, Efpagnol, découvrit le Mexique en
1518 ; Fernand de Soto, la Louifiane ; Richard
Gréenvil, la Virginie, &c ; & c'eft la feule
nouvelle du retour de Chriftophe Colomb, qui
a procuré toutes ces découvertes. Cet habile
navigateur n'enfeigna pas d'abord la route qu'il
avoit tenue ; mais la fcience de la navigation,
poffédée par bien d'autres, leur fervit de guide,
& ils ne s'égarerent pas.

Par une bonne fortune femblable, M. Ailhaud
à trouvé dans le vafte pays de la Médecine,
une herbe falutaire, un remède de très-grand
prix. On lui demande où il l'a trouvé, comment
il le prépare ; & on veut que cela foit néceffaire *à l'avancement de la Médecine* : c'eft tout
comme fi on avoit demandé à Chriftophe Colomb, qu'il enfeignât le chemin qu'il avoit fuivi,
fous prétexte de l'avancement de la navigation.
Non, auroit dit ce grand homme, l'intérêt de
la navigation ne demande pas que je vous montre la route qui m'a conduit au Nouveau Monde.
Si je vous le montre, vous y arriverez tout
comme moi ; mais vous me fuivrez à la file les

uns des autres, & vous ne verrez que le pays que j'ai découvert. Au contraire, si vous ignorez ma route, vous chercherez long-temps comme moi ; mais peut-être vous découvrirez des Contrées plus belles & plus riches, & vous avouerez alors que la navigation aura plus gagné dans mon silence, que dans le compte que vous me demandez de ma route. Rien de si juste qu'une telle réponse, & l'événement l'auroit bien confirmé. C'est précisément la réponse de Monsieur Ailhaud, & l'on sent qu'elle est tout aussi sage. Si je vous communique mon secret, peut dire M. Ailhaud à ses Confreres, vous ne songerez qu'à jouir de ma découverte, & vous ne penserez point à en faire de nouvelles. En partageant le fruit de mes travaux, vous priverez la Société du fruit des vôtres : au lieu de procurer l'avancement de la Médecine, vous la laisserez dans l'engourdissement & la stérilité. Mais, si vous desirez sincérement concourir aux progrès de cette science, vous trouverez dans mon exemple & mes succès un puissant motif d'émulation. Votre cœur vous dira de vous embarquer sur cette mer de recherches, où j'ai vogué long-temps avant que de rencontrer ce que je cherchois. Peut-être, plus heureux que moi, vous vous trouverez bientôt en état de faire à la Médecine de plus riches présens que les miens ; &, sans vous tourmenter sans cesse pour me dérober mon secret, vous n'aurez de l'ardeur que pour découvrir ceux qui font renfermés dans l'étude de la nature. Mais vous obstiner à vouloir connoître les ingrédiens de ma Poudre, & n'imiter en rien les pénibles foins par lesquels je les ai raffemblés, ce feroit vouloir que je favorifaffe votre pareffe, & que j'abandonnaffe à votre oifiveté la jouiffance d'une découverte qui m'a tant coûté de peines. Ma main fe refufe à cette générofité déplacée : je trahirois la Médecine, au lieu de la fervir. *Son avancement* dépend de votre travail, & non de vous mettre en poffeffion du mien.

Je ne vois pas ce qu'on pourroit repliquer à un difcours fi judicieux. Mais, en examinant encore de plus près la conduite de M. Ailhaud, je ne conçois pas comment on a ofé l'accufer de n'avoir point à cœur l'avancement de fa profeffion. En effet, ce grand homme ne s'eft pas contenté d'apprendre à fes Confreres le plan général d'obfervations fur lequel il a travaillé pour parvenir à fa découverte ; pour les animer plus puiffamment à ce travail fi utile, il a voulu les orienter fur la partie qui a été l'objet de fon étude, & où il a trouvé la matiere de fes fuccés. « Dans la compofition de cette Poudre, dit-il, » n'entrent aucunement des Poudres chi- » miques, comme ce nom de Poudre femble » d'abord le préfenter à l'efprit, & le donner à » entendre. *Ce font les fruits de la terre, les* » *feules richeffes des campagnes,* les doux ali-

» mens de l'homme, qui, par une diftribution
» convenable de plufieurs peu, font un beau-
» coup. *C'eft de quoi vous pouvez être bien af-*
» *furé* (r). » On ne peut défigner plus clairement
la botanique, comme la fource où M. Ailhaud
a puifé les matériaux de fa Poudre : c'eft-là véritablement le Pérou de la Médecine. Et comment M. Ailhaud pouvoit-il travailler plus efficacement à procurer de nouveaux tréfors à
cette fcience, que de faire briller à tous les yeux
celui qu'il a découvert par fon travail, & de
dire à fes Confreres, voilà d'où il vient ? Je
l'ai pris *dans les fruits de la terre ;* je n'ai fait
que recueillir *les feules richeffes des campagnes ,*
que mettre en œuvre *les doux alimens de l'homme.*
Ne faut-il pas être bien déraifonnable & bien
lâche, pour lui demander encore quels font
ces fruits de la terre, ces richeffes des campagnes ,
ces alimens de l'homme ? Autant vaudroit-il dire :
mettez-moi ces richeffes dans la main, pour
m'épargner la peine de les amaffer ; je veux devenir auffi riche que vous, mais je ne veux pas
m'affujettir à toutes les longueurs de vos labo-
rieufes recherches : car voilà où fe réduit tout
le fin des raifonnemens captieux qu'on entaffe
pour arracher à M. Ailhaud fon fecret. Que le
Public juge, après cela, fi ce fecret eft néceffaire *à l'avancement de la Médecine.* Il eft vifible

______

(r) Traité de l'Origine des Maladies, page 15.

que ce prétexte n'eſt qu'un voile emprunté pour maſquer l'ignorance ou la pareſſe de ceux qui s'en ſervent.

Qu'on ſe déſabuſe. Le ſecret ne ſera pas divulgué. M. Ailhaud, pere , n'a jamais cru devoir le rendre public ; M. le Baron de Caſtelet , ſon fils, a les mêmes raiſons de le conſerver dans le myſtère ; il n'y a pas d'apparence qu'on lui perſuade jamais de changer de conduite à cet égard. Qu'on prenne donc une autre voie : qu'on ſe mette tout de bon au travail ; qu'on cherche *dans les fruits de la terre , dans les richeſſes des campagnes , dans les alimens de l'homme ,* ce que M. Ailhaud y a trouvé, un purgatif doux , efficace, univerſel. Peut-être ne ſe rencontrera-t-on pas exactement avec M. Ailhaud ; mais , ſi l'on cherche bien, il eſt certain qu'on rencontrera des tréſors : & qu'importe que ce ſoient les mêmes ? Plus on en découvrira, plus on procurera de richeſſes à la Médecine, plus on aſſurera ſon *avancement.* Améric Veſpuce & Jean de Grijalva n'aborderent pas au même endroit de l'Amérique, où Chriſtophe Colomb avoit pris terre ; c'eſt pour cela même que leur découverte fut plus utile, parce qu'ils firent connoître des pays que peut-être Chriſtophe Colomb ne ſoupçonnoit pas encore. Les vœux de M. Ailhaud ſeroient comblés, ſi, par une heureuſe émulation , on faiſoit en Médecine des découvertes

capables de faire oublier & d'effacer la sienne.
M. le Baron de Castelet déclare qu'il le sou-
haiteroit *de tout son cœur* (s) , *pour le bien de
l'humanité*. Il est donc clair que , si MM. Ailhaud
ne disent pas maintenant le secret de la Poudre,
c'est principalement pour ne pas enlever à la
Médecine le fruit des recherches de leurs Confreres, & pour ne pas partager, si l'on veut ,
l'heureuse découverte qu'ils ont faite , avec les
paresseux de leur état, qui ne voudroient imiter
en rien leur laborieuse application. Le silence
de ces Messieurs est donc prescrit par des vues
de sagesse , toutes à l'avantage de la Médecine.
L'avancement de cette profession & la santé
publique peuvent y trouver des ressources essentielles, qui cesseroient au moment que le secret seroit divulgué.

Qu'on ajoute à des motifs si légitimes, celui
de l'intérêt personnel de MM. Ailhaud ; nous
le voulons bien. Ils ne rougissent pas de penser
à leurs affaires , & de travailler utilement pour
eux-mêmes , en travaillant pour l'humanité. Mais
je ne vois pas que la recherche du propre intérêt puisse être une matiere de reproche , sur-
tout quand elle naît d'un travail continuel &
toujours utile au Public. Il n'y a qu'une basse &

(s) Voyez la Feuille intitulée *Médecine universelle ,*
page 3 , col. 2.

impuiſſante jalouſie qui puiſſe être offuſquée pa
la vue de la fortune dont jouit M. Ailhaud.
Quiconque ſçait qu’elle eſt le fruit des travaux
perſévérans du pere & du fils, depuis plus de
ſoixante ans, n’y voit qu’une juſte récompenſe
de leur zèle & de leur application. Mais, pour
peu qu’on ſoit inſtruit des charités immenſes que
ce bienfaiteur de l’humanité répand dans le ſein
des pauvres de tous les pays, on ne peut qu’on
ne reconnoiſſe dans l’accroiſſement de ſes richeſſes
l’effet des bénédictions promiſes à ceux qui ſou-
lagent les miſérables ; & dès-lors, que devient
le reproche des *vues intéreſſées* ? Nous ne nous
arrêtons pas à le réfuter, parce que nous croyons
en avoir aſſez dit pour fermer la bouche à ces
injuſtes cenſeurs, qui, ne ſçachant imiter les
grands hommes, s’attachent à les déchirer. Avec
quel avantage ne pourrions-nous pas rejeter ſur
ces nouveaux Ariſtarques les reproches d’ignorance, de mauvaiſe foi, & de vues intéreſſées,
qu’ils ont oſé employer contre MM. Ailhaud ?
Mais notre objet n’eſt pas de récriminer. Il
nous ſuffit d’avoir montré la témérité de ces reproches ; nous n’irons pas plus loin. Nous nous
contenterons de finir la matiere de ce para-
graphe, en appliquant à MM. Ailhaud ces pa-
roles de Senèque : *Malè de te loquuntur homines,*
benè autem loqui neſciunt ; non quòd merearis, ſed
quòd ſolent ipſi. Des hommes parlent mal de
vous, mais ils n’en ſçavent pas bien parler ; non

pas que vous le méritiez, mais parce qu'ils ont coutume de médire de tout le monde (*t*).

§. I I I.

Reproches contre le Syſtême de MM. Ailhaud, ſur l'Origine des Maladies.

Quelque raiſonnable que ſoit en lui-même le Syſtême de M. Ailhaud ; quelque frappantes que ſoient les preuves de fait qui l'appuient, l'Auteur ne devoit pas s'attendre à le voir généralement adopté, dès qu'il combattoit des préjugés anciens & accrédités. Les Sçavans, ainſi que nous l'avons remarqué ailleurs, ne reviennent pas aiſément des erreurs qu'ils ont une fois adoptées ; & les ignorans en reviennent encore moins. C'étoit une conſéquence néceſſaire, que les opinions nouvelles de M. Ailhaud euſſent beaucoup de contradicteurs dans ces deux claſſes d'hommes ; ce qui n'a pas manqué d'arriver.

Mais il n'eſt pas auſſi aiſé de combattre un ſyſtême, que de le condamner ; & tel qui crie le plus haut contre la nouveauté, eſt ſouvent celui qui l'attaque le plus foiblement, celui qui oſeroit le moins entrer en lice avec l'Auteur des opinions qu'il décrie. Il faut bien que les Cenſeurs du Syſtême de M. Ailhaud ſe ſoient mé-

____

(*t*) SENEC. *Tractatus de Moribus, ante medium.*

fiés de la folidité de leurs reproches, puifque, contens de les répandre *incognitò* dans les cercles, ils n'ont jamais cru devoir les donner au Public tant qu'a vécu M. Ailhaud. Deux ans après fa mort, M. Thiéry lui a reproché le premier, dans un Ecrit public, *des erreurs dangereufes*; &, quelques années après, M. Vandermonde, *une fauffe doctrine*; mais ces graves Docteurs, encore intimidés par l'ombre de ce grand homme, n'ont pas porté plus loin leur cenfure, & fe font contentés de condamner fa doctrine, fans prendre la peine de la difcuter & d'en développer le venin.

M. Tiffot eft le premier qui ait propofé une objection férieufe contre le Syftême de Monfieur Ailhaud. Il prétend que c'eft le comble de l'impofture de foutenir qu'un feul & même remède peut guérir une hydropifie dans laquelle les fibres font trop lâches, & une maladie inflammatoire dans laquelle les fibres font trop roides. Nous croyons avoir répondu à tout ce que renferme cette difficulté, excepté peut-être au ftyle offenfant de l'Auteur qui l'a propofée. Nous n'y reviendrons pas.

Après le Docteur de Laufanne, un Anonyme Italien, dont nous avons déja parlé plufieurs fois, a paru fur les rangs; &, dans une Lettre de vingt-fix pages d'impreffion, *in-8°*, il attaque fucceffivement le Remède univerfel, & le Syftême fur lequel il eft étayé. Rien n'égale le ton de confiance de cet Auteur. Il triomphe à chaque page, & presque à chaque phrase, comme si tous ses raisonnemens étoient sans-replique. A ses yeux, MM. Ailhaud ne sont que des imposteurs, des ignorans, & leur Systême un tissu d'absurdités insoutenables. A ces traits, on peut déja conjecturer quel est le vuide de cet Ouvrage: la vanité d'un Auteur décele ordinairement son peu de génie; & une production marquée à ce caractère, porte sur son front des indices assurés de son peu de justesse & de sa frivolité. Tel est l'Ouvrage de l'Anonyme, peu digne sans doute de la réponse détaillée que M. le Baron de Castelet a daigné lui faire, mais devenue intéressante par les utiles instructions qu'il a procurées au Public, dans la réponse qu'on lui a faite.

Pour en donner une juste idée, nous pouvons diviser les objections de l'Anonyme en trois classes. La premiere classe, qui renferme ce qu'il y a de plus raisonnable dans cet Ouvrage, est composée des difficultés que M. Ailhaud s'est proposées à lui-même, dans son Traité de l'Origine des Maladies. L'Anonyme se les approprie habilement, comme si elles étoient de son invention, & les donne comme victorieuses, tandis qu'elles ont été résolues d'avance par l'Auteur lui-même, aux pages 26, 27, 28, 29 & 30 de son Traité sur l'Origine des Maladies.

La seconde classe, qui est la plus considérable par le nombre de ses branches, n'est autre chose, qu'un tiſſu de puériles exclamations, auxquelles l'Anonyme ſe livre toutes les fois qu'il rencontre ſur ſon chemin une opinion de M. Ailhaud, qui s'éloigne du commun ſentiment des Médecins. A-t-on jamais pu, s'écrie l'Anonyme, avancer de pareilles ſottiſes ? Qui jamais a oſé dire pareilles choſes ? &c. Là-deſſus l'Anonyme accumule des citations d'Auteurs qui ont penſé différemment ; & il croit accabler M. Ailhaud par leur autorité, tandis qu'il laiſſe en leur entier toutes les preuves & de fait & de raiſonnement ſur leſquelles M. Ailhaud appuie ſes opinions. L'Anonyme ne prend pas garde que, dans la balance des autorités, le poids de l'expérience l'emportera toujours ſur celui des noms les plus reſpectables ; & qu'au lieu de décrier M. Ailhaud, en lui oppoſant les perſonnages les plus illuſtres de la Médecine, il relève ſa gloire au-deſſus d'eux, par l'avantage décifif qu'il lui laiſſe, en lui abandonnant l'expérience ſur laquelle il s'appuie.

La troiſieme claſſe, qui conſiſte dans les objections que l'Anonyme tire de ſon propre fonds, eſt la plus pauvre & la plus digne de pitié. Il a cru faire des merveilles, par exemple, en ajoutant au Catalogue des Maladies qu'on a coutume d'attribuer au ſang, l'anévriſme & la varice ; & il ſoutient que ces maladies arrivent à l'homme ſans aucune altération précédente dans les humeurs. Il faut voir, dans la réponse même de M. le Baron de Castelet, comme il convainc l'Anonyme de sa profonde ignorance en cette partie; & l'on aura la satisfaction de trouver dans le même endroit une excellente digression sur la nature de la fiévre, sur l'abus & le danger de la saignée, & sur la méthode la plus sûre de se délivrer de la matiere morbifique, dont le séjour cause la fiévre. Nous ne nous arrêtons pas plus long-temps sur les difficultés de l'Anonyme, parce que la réponse de M. le Baron de Castelet ne laisse rien à desirer pour leur solution, & qu'il n'est pas de notre plan de répéter ce qui a déja été discuté. Il nous suffit d'indiquer les sources où l'on trouvera l'éclaircissement aux difficultés proposées. Si, par hasard, notre Ouvrage tombe entre les mains de l'Anonyme, & qu'il se plaigne de la courte analyse que nous avons faite du sien, nous lui offrons les plus amples explications. Ce n'est que pour en épargner l'ennui au Public, que nous nous en abstenons dans ce Discours. Il nous reste aussi des questions critiques plus sérieuses à résoudre; nous nous hâtons de les examiner dans la quatrieme Partie.

QUATRIEME PARTIE.

Queſtions critiques ſur le Syſtême & ſur la Poudre de M. Ailhaud.

PREMIERE QUESTION. Comment Monſieur Ailhaud ſçait-il que toutes les maladies procedent des humeurs ? Pour donner à une propoſition ſi nouvelle le poids d'un premier principe de Médecine, il faut l'appuyer ſur les preuves les plus claires & les plus ſolides : & où ſont celles de M. Ailhaud ?

RÉPONSE. C'eſt dans ſes obſervations & ſon expérience, que M. Ailhaud a puiſé ſa nouvelle doctrine : il en a rendu compte au Public dans ſon Traité de l'Origine des Maladies ; & il eſt aiſé de juſtifier l'exactitude de ſes procédés. Qu'on ſe rappelle ſeulement ce que nous avons dit ſur l'origine de la Poudre. M. Ailhaud, jeune Médecin, mais infirme, cherche la ſanté dans la ſcience de ſa profeſſion, & ne la trouve pas. Il obſerve ſoigneuſement l'effet des remèdes qu'il emploie, & il croit ſentir que les ſaignées lui ſont contraires, & les purgatifs ſalutaires. Il s'en tient à ces derniers, & ſes infirmités diſparoiſſent. Frappé de cette expérience, il l'étend aux malades qu'il viſite, & il a le même ſuccès. Il réfléchit en Médecin ſur la raiſon de ces évé-

nemens ; &, jugeant de la cause par les effets,
il conclud que les maladies prennent leur source
dans les humeurs, puisqu'elles guérissent par les
remèdes destinés à évacuer les humeurs déré-
glées. Une foule d'observations profondes sur la
constitution du corps humain, sur la combinaison
des maladies entr'elles, sur la nature & les propriétés du sang, &c. confirment M. Ailhaud
dans cette opinion. Une expérience de plus de
quarante ans la lui démontre : voilà comment
M. Ailhaud sçait que les humeurs sont l'unique
source des maladies. Voyez ce que nous avons
dit sur la possibilité d'une médecine universelle.

SECONDE QUESTION. N'y a-t-il dans le corps
humain que les humeurs dont le dérangement
puisse être la source de nos maux ? L'harmonie
de cette machine si belle, mais si compliquée,
ne dépend-elle pas aussi-bien du sang & des
esprits, que des humeurs ? Le sang & les esprits
ne peuvent-ils pas éprouver de l'altération, du
déréglement? & ce déréglement ne peut-il pas
être la source de plusieurs maladies ?

RÉPONSE. A cela deux réponses. La premiere
est que le sang & les esprits sont bien moins sus-
ceptibles de déréglement & d'altération, que les
humeurs. Celles-ci, généralement parlant (u),

____

(u) Nous disons, *généralement parlant*, parce qu'il est
certain que les esprits & la lymphe sont plus subtils &
plus fluides que le sang.

plus

plus groſſieres, plus abondantes, moins fluides
que le ſang, ſont plus aiſément troublées dans
leur coûrs. Le moindre obſtacle les arrête, &
dérange leurs filtrations; de-là les diverſes maladies : au lieu que le ſang, étant par ſa nature,
comme le dit M. Ailhaud, *plus ſubtil, plus
léger, plus chaud, plus pur*, &c. (x) que les
humeurs, donne bien moins de priſe aux cauſes
particulieres qui affectent les liquides & les dé-
rangent. D'où il ſuit au moins que le plus grand
nombre des maladies prend ſa ſource dans les
humeurs, & non dans le ſang.

Mais, en ſuppoſant que le ſang peut ſe dé-
régler quelquefois, ce qui eſt très-vrai, puiſque
le ſang peut ſe coaguler, ſe diſſoudre, &c, il
ne s'enſuit pas qu'il ſoit alors même la cauſe
proprement dite de la maladie; & c'eſt ici la
ſeconde réponſe. En effet, ce déréglement du
ſang qui conſtitue le fonds de la maladie, reconnoît une cauſe réelle qui l'a produit. Ce n'eſt
pas de la ſubſtance même du ſang qu'eſt né cet
excès ou ce défaut de fermentation qui caractériſe
la maladie. Qu'on remonte à la ſource ; on la
trouvera dans les humeurs dérangées & non
fi'trées, qui, par les diverſes altérations qui
leur ſont ſurvenues, ont porté dans le ſang le
déréglement actuel qu'on y remarque. Cela eſt
ſi vrai, que ſi vous rétabliſſez par les purgatifs

(x) Traité de l'Origne des Maladies, page 5.

les filtrations des humeurs dans leur état naturel, le sang reprendra de lui-même son équilibre ; & tous les symptômes de la maladie disparoîtront : preuve évidente que la cause primitive de la maladie étoit dans les humeurs arrêtées, & non dans le sang, puisque, ces humeurs étant évacuées, le déréglement du sang a cessé. Une multitude de guérisons de cette espèce, opérées par la Poudre d'Ailhaud, & consignées dans les différens Recueils de l'Auteur, garantissent ce que nous avançons. Qu'on m'explique le mécanisme de ces guérisons, dans le sentiment de ceux qui plaçoient la maladie dans le sang lui-même. De leur aveu, les purgatifs ne sont efficaces que contre les humeurs ; & ils les croient non-seulement inutiles, mais même dangereux dans les maladies du sang : qu'ils nous disent donc par quelle vertu secrette la Poudre *purgative* de M. Ailhaud a pu guérir de telles maladies, contradictoirement à leur opinion & aux propriétés reconnues des purgatifs ? Est-ce par enchantement, ou par un effet naturel ? Ils ne se tireront jamais d'embarras, qu'en convenant de bonne foi que ces prétendues maladies du sang prenoient leur source dans les humeurs obstruées, & que celles-ci étant évacuées par la vertu purgative de la Poudre, le déréglement accidentel du sang a cessé. Voilà la proposition fondamentale de M. Ailhaud, confirmée de plus en plus par les difficultés même qu'on lui oppose.

On doit raisonner du déréglement qu'éprouvent les esprits, comme de celui du sang. Les humeurs arrêtées en sont toujours la premiere cause ; les humeurs évacuées en seront toujours le plus sûr & le plus prompt remède.

TROISIEME QUESTION. Dès qu'il est constant que le sang peut éprouver diverses altérations, la saignée n'est-elle pas un remède souvent utile, quelquefois nécessaire ? Peut-on nier son efficacité pour arrêter les hémorragies, le crachement de sang, les progrès d'une inflammation ? Ne voit-on pas tous les jours une saignée, faite à propos, décider la guérison d'une maladie sérieuse ?

RÉPONSE. Qu'on ne perde pas de vue nos principes, & l'on sentira la foiblesse de cette spécieuse objection. D'où viennent cette hémorragie, ce crachement de sang, cette inflammation ? Est-ce le sang lui-même qui cause ces funestes effets, par quelque qualité mal-faisante ? Non sans doute ; ce seroit bien à tort qu'on lui imputeroit ces différens accidens. Le sang toujours bon par sa nature, toujours bienfaisant dans ses fonctions, ressemble à une riviere rapide dans son cours, qui porte par-tout l'abondance & la fertilité. Si, par accident, on le voit fermenter plus que de coutume, s'il s'ouvre avec violence de nouvelles issues, & produit quelque ravage, c'est que les humeurs qu'il entraîne, se trouvant obstruées dans quelque partie du corps,

gênent le fang dans fa circulation, l'embarraf-
fent, & l'obligent à s'échapper par la rupture du
vaiffeau le plus foible, ou le plus expofé à l'impétuofité de fon action.

À la vérité, la faignée, dans ces circonftances,
pourra arrêter l'hémorragie & le crachement de
fang, en diminuant notablement le volume du
fang ; mais, loin de guérir le malade, elle double fes pertes, puifque, d'une part, elle laiffe
fubfifter l'obftruction de l'humeur, vrai principe
de la maladie, & de l'autre, elle affoiblit le
malade & les forces de la nature, à proportion
du fang qu'on aura tiré ; enforte que, fous une
apparence de bien, la faignée aura fait beaucoup de mal.

En effet, qu'on faififfe bien les remarques fuivantes. Le fang eft le principe de nos forces.
Sa fonction continuelle eft de porter par-tout
la nourriture & la vie. S'il rencontre fur fon
chemin quelqu'obftacle, par fon action il les
combat fans ceffe, & il fait de puiffans efforts
pour les detruire. Cette action falutaire eft d'autant plus forte & plus efficace, que la quantité
du fang proprement dit eft plus confidérable, &
par contraire, elle s'affoiblit à proportion autant
que cette quantité diminue. Lors donc que la
maffe du fang, demeurant en fon entier, ne
peut vaincre une obftruction & un mauvais
levain qui l'obligent à fe pratiquer de nouvelles
iffues, eft-ce bien par la faignée qu'on prétend

rétabir la liberté de la circulation, & triompher de l'humeur viciée? N'est-ce pas plutôt assurer la victoire de l'humeur, que d'affoiblir son plus redoutable ennemi? Conservez plutôt le sang, vous dit M. Ailhaud, & attaquez directement l'humeur obstruée, par la voie des purgatifs : dèslors l'action du sang, fortifiée par celle du purgatif, dissipera l'obstruction ; la circulation sera rétablie, tous les accidens disparoîtront ; & le malade, n'ayant point été affoibli par de fréquentes saignées, recouvrera promptement une parfaite santé. Ce que dit M. Ailhaud, l'expérience le confirme ; & l'on trouvera dans ses Recueils nombre d'hémorragies, de crachemens de sang, & d'autres maladies aiguës, promptement & radicalement guéries par le seul usage de sa Poudre.

Cette opinion, si favorable à la conservation du sang, acquiert de jour en jour un nouveau crédit & de nouveaux partisans dans la Médecine. Nous lisons sur-tout, avec une singuliere satisfaction, les *reflexions intéressantes* d'un Médecin distingué, *sur la maladie nommée* folie (y). On retrouve dans le plan & dans l'exécution de l'Ouvrage, toute la doctrine de M. Ailhaud sur l'unité de cause dans l'origine des maladies, &

____

(y) M. Chevalier, Chevalier de l'Ordre Militaire de l'Eperon d'or, Conseiller - Médecin ordinaire du Roi, & des Cent-Suisses de la Garde ordinaire du Corps de Sa Majesté, &c.

fur l'incorruptibilité du fang. En parlant de ce dernier fujet, il dit, entr'autres : « Quelque » chofe qu'on ait écrit contre la faignée , elle » a encore des partifans. Il eft encore des gens » qui donnent la corruption du fang, pour la » caufe de certaines maladies. Qu'ils abjurent ce » préjugé funefte ; qu'ils fçachent que le fang » ne fe corrompt jamais , & que la nature ne » forme que ce qu'il lui en faut. Ce font *les* » *humeurs* qui s'y mêlent néceffairement, dont » *la qualité ou la furabondance* lui donnent ces » apparences qui les trompent. . . . Le fang eft » dans le corps de l'homme, ce que l'eau eft » dans la nature. . . . Je n'ignore point que les » humeurs mêlées dans le fang, quand elles » charrient des parties hétérogènes , par leur » mouvement violent, & les frottemens conti- » nuels, échauffent, augmentent le volume du » fang : *mais ce n'eft point une raifon pour le* » *tirer du corps : c'eft affez, pour le remettre dans* » *fon état naturel, de purifier les humeurs*, dont » la qualité diminuera, & l'effervefcence s'ap- » paifera en peu de temps. » La conformité ou plutôt l'identité de ces principes avec ceux de M. Ailhaud, eft manifefte. C'eft que quand on étudie la nature , & qu'on l'interroge, elle ré- pond toujours uniformément ; & il eft bien glo- rieux pour M. Ailhaud d'avoir été fon inter- prète fidèle dans un temps où les préjugés les plus accrédités étouffoient prefque fa voix. Il faut espérer que sa doctrine appuyée par tant d'expériences, & adoptée par des Médecins aussi célèbres que M. Chevalier, M. de Chévy, M. Selleron, M. Champion, M. Vialon, &c, deviendra bientôt la doctrine commune, & renversera tout-à-fait le trop ancien & trop funeste empire de la saignée.

Quant à ce qu'on ajoute, qu'une saignée faite à propos décide quelquefois de la guérison d'une maladie dangereuse ; je réponds, 1º que les exemples en font très-rares, & peuvent être regardés comme des phénomènes ; 2° que, dans la même circonstance, un doux purgatif opéreroit le même effet, & plus sûrement ; 3° que l'utilité de la saignée, dans ce cas particulier, ne peut autoriser l'abus énorme qu'on fait de cette opération, ni empêcher qu'il ne soit vrai de dire en général, que la saignée est une invention plus nuisible qu'utile ; 4° que, dans le cas même où la guérison du malade paroît venir à la suite de la saignée, si l'on y regarde de près, on verra que c'est moins à la saignée qu'on en est redevable, qu'à la force du tempérament, ou à quelques autres remèdes intérieurs, comme tisanes, bouillons préparés, potions, &c. qui, par une transpiration favorable, ou quelqu'autre crise semblable, auront favorisé & déterminé la dissolution de l'humeur viciée, ce que la saignée par elle-même n'auroit point opéré.

Je conclus de toutes ces Obfervations, qu'on ne fçauroit être trop en garde contre la manie des faignées, qui a fi généralement & fi malheureufement prévalu parmi nous. Et, « fi dans un » cas preffant, où l'on ne peut faire avaler aucun remède au malade, on lui ouvre la veine, » pour fuivre le préjugé qu'il feroit difficile de » détruire ; qu'on ait attention, dans ce cas & » dans tout autre où l'on croira la faignée indifpenfable, de ne pas abattre les forces du » malade par des faignées trop copieufes & » trop réitérées. On ne doit pas ignorer qu'en » diminuant le fang néceffaire à la vie, on donne » un plus grand large aux mauvais levains qui » caufent tout le ravage (z). »

Quatrieme Question. En fuppofant, avec M. Aihaud, que c'eft toujours aux humeurs qu'il faut s'en prendre pour la guérifon des malades, peut on nier que la faignée ne foit un excellent remède ? N'opére-t-elle pas une grande dérivation d'humeurs fur la partie où la veine eft ouverte ? Et l'effet de cette dérivation d'humeurs n'eft-il pas un acheminement certain à la guérifon ?

Réponse. Non, répond M. le Baron de Caftelet, « ces mauvais levains, par leur épaif» fiffement & leur adhérence, ne fçauroient être

---

(z) M. le Baron de Caftelet, *Médecine univerfelle.*

» évacués qu'en très-petite quantité, & dans
» leur partie la moins mauvaise, par la saignée (*a*).
» Qui ne sçait, ajoute-t-il, (page 36,) que les
» humeurs mêlées avec le sang, ne peuvent sor-
» tir par l'ouverture de la veine, qu'à propor-
» tion de la quantité du sang avec lequel elles
» sont mêlées ; & qu'il faudroit par conséquent
» tirer tout le sang du malade, pour faire, par
» la saignée, la dérivation des humeurs ? ... Ne
» peut-on pas dire, sans se tromper, que la dé-
» rivation des humeurs par la saignée, est une
» vraie chimère, puisque, par la raison qu'on
» ne peut tirer qu'une partie du sang du ma-
» lade, on ne peut par conséquent tirer avec
» ce sang qu'une partie des humeurs qui n'ont
» pu se filtrer par les glandes ; & on laisse en
» entier, dans les visceres, les obstructions qui
» s'opposent à la filtration des humeurs, & les
» mauvains levains détenus dans les premieres
» voies ? &c. »

La saignée n'est donc point, par elle même,
ni *opérative* ni *sanative*. Tout au plus, on peut
la regarder comme une préparation aux autres
remèdes, par le jour qu'elle donne à la circulation ; mais d'un dangereux usage, à cause de
l'affoiblissement certain qu'elle produit dans
l'homme, &, par contre-coup, dans les remèdes postérieurs, qui ne pourront si bien agir,

(*a*) Réponse à l'Anonyme, page 31.

M v

dès qu'ils trouveront la machine trop épuisée. On ne doit donc l'employer que dans les cas preffans dont on vient de parler.

Le véritable remède curatif, ce font les purgatifs. Leur vertu & leur efficacité font fi généralement reconnues, que cette efpèce particuliere de remède porte, exclufivement à tout autre, le nom de *médecine*, comme fi la Médecine ne confiftoit réellement qu'à fçavoir purger.

Cinquieme Question. Les purgatifs font très-utiles dans les maladies de putridité ; mais, dans les inflammations, pleuréfies, péripneumonies, fiévres ardentes & autres maladies aiguës, ne feront-ils pas irritans ? N'augmenteront-ils pas les inflammations ? Ne donneront-ils pas occafion à de plus grandes irruptions ? &c.

Réponse. On trouvera la folution de toutes les difficultés qu'on peut propofer contre les purgatifs, dans le Traité de l'Origine des Maladies, page 26 & fuivantes. Nous nous difpenfons, pour cette raifon, d'y répondre dans ce difcours. On peut confulter l'Ouvrage que nous venons d'indiquer. Nous nous bornerons à obferver que l'irritation & l'inflammation occafionnées quelquefois par les purgatifs, font moins l'effet du purgatif en général, que de l'efpèce particuliere des plus doux même, employés par les Médecins, lefquels, quelque légers qu'ils foient, par comparaifon avec ceux des claffes plus actives, n'en font pas moins en eux-mêmes âcres, pefans, groffiers, agiffent trop ou trop peu. Au lieu que, de quelques fimples que foit compofée la Poudre d'Ailhaud, on eft affuré, par l'expérience, que, du moins par la manipulation, elle acquiert le degré de proportion le plus efficace avec les forces, & l'analogie la plus bénigne avec la conftitution du corps humain.

SIXIEME QUESTION. Le régime que prefcrit M. Ailhaud lui-même, dans l'ufage de fa Poudre, en annonce les dangers. Pourquoi ces boiffons abondantes qu'il prefcrit le jour de la médecine, fi ce n'eft pour diminuer l'incendiaire activité qu'il y reconnoît ? Mais ce fecours n'eft-il pas infuffifant ? & peut-il y avoir de la sûreté à ufer d'un remède contre les propriétés duquel fon Auteur eft obligé d'employer des précautions & des préfervatifs de cette nature ?

RÉPONSE. Ce n'eft point contre fa Poudre que M. Ailhaud fuggere des précautions, mais contre les humeurs que fa Poudre doit combattre. Quand un purgatif rencontre *des plénitudes, des engorgemens anciens, de vieilles obftructions, des matieres dures* (b), fon opération doit être néceffairement affoiblie felon la mefure de fes obftacles. Le purgatif *n'a pas la force de fe faire jour ;* & la raifon dit qu'alors il faut

----

(b) Traité de l'Origine des Maladies, page 235.

aider son action, pour la rendre efficace. La boisson, que M. Ailhaud conseille, est le moyen simple & facile que la nature indique *pour délayer les sels, amollir & détremper les glaires* qui forment ces obstacles, & dont on veut débarrasser les intestins. Plus ces matieres sont détrempées, plus l'action de la médecine est prompte, douce, & ses effets abondans. C'est pourquoi Hippocrate lui-même recommande si fort de lubréfier les couloirs du corps, lorsqu'on veut purger. *Cùm quis purgare volet, corpora fluxilia faciat, oportet* (c). C'est pour se conformer à ce précepte, dont l'autorité d'Hippocrate, la raison & l'expérience confirment la nécessité, que M. Ailhaud veut qu'on associe à sa Poudre d'abondantes boissons. C'est donc mal-à-propos qu'on en prend occasion d'inspirer des alarmes sur ce remède: Tout ce que nous en avons dit dans ce discours, & tout ce qu'en ont dit dans leurs lettres ceux qui s'en sont heureusement servi pour leur guérison, prouve assez que la Poudre d'Ailhaud ne ressemble point à ces purgatifs tumultueux qu'on peut appeler *incendiaires*, à juste titre: jamais cette épithète ne pourra convenir à un remède dont on fait prendre huit prises, en quinze heures de temps, à un homme frappé d'une apoplexie de sang fou-

---

(c) Hippocrate, Aphorismes.

droyante, & qui n'avoit plus, après quinze heures, le moindre reste de cette furie de sang, qui l'avoit mis à deux doigts du tombeau (*d*).

(*d*) J'avoue que cette expérience, dont j'ai été témoin oculaire, m'a plus frappé que tout ce que j'ai lu dans les Recueils de M. Ailhaud. Le Jardinier d'une maison où j'étois tomba à la renverse, sur le pavé de la cuisine, à neuf heures du soir. Il demeura sans connoissance sur la place, & le sang lui sortoit en abondance par le nez, par la bouche & par les oreilles. Le maître de la maison lui fit avaler sur le champ deux prises de la Poudre ; elles furent rejetées dans le moment, avec du sang que le malade vomit encore. Après quelques instans de repos, on fit avaler deux nouvelles prises au malade, & on le porta sur son lit. A minuit, la Poudre n'avoit point procuré de selles ; mais le malade avoit recouvré la connoissance, & commençoit à bégayer. On lui fit prendre une troisieme prise de la Poudre, qui n'évacua point ; mais, à cinq heures du matin, la parole étoit tout-à-fait libre. Une quatrieme prise lui fut donnée alors ; &, sans procurer de selles, elle procura au malade une douce moiteur. A huit heures & demie, le pouls étoit dans le plus grand calme, & le malade vouloit se lever. Son maître l'en empêcha, & lui fit prendre, sous mes yeux, une cinquieme prise. A midi, il n'avoit encore paru aucunes selles : le maître de la maison ordonna pour lors un lavement, dans lequel il fit mettre trois prises de Poudre ; & ce lavement fut administré au malade. Peu de temps après, les déjections commencerent ; il y en eut sept ou huit seulement, & le malade se trouvoit toujours mieux. Il passa la nuit la plus tranquille ; & le lendemain, il sollicitoit vivement la permission de se lever pour aller à son jardin : elle lui fut refusée. Une circonstance donnoit de l'inquiétude. Le malade se plaignoit d'une grande douleur de tête, dont le siége étoit au front. Le maître de la maison jugea que c'étoit l'effet du contre-coup de sa chute, & qu'il pouvoit y avoir extravasion de sang dans le cerveau. Plusieurs considérations confirmoient cette conjecture inquiétante. Le maître de la maison para tous les accidens qu'on pouvoit craindre, par de fréquentes prises de la Poudre : il me fit l'amitié de m'écrire, au bout de deux mois, que

On trouvera, dans les divers Recueils des Guérisons, une multitude de faits inconciliables avec les propriétés dangereuses qu'on voudroit attribuer à la Poudre. Voyez la table de chaque Recueil, aux articles des maladies inflammatoires.

Septieme Question. Quelque supposition qu'on fasse en faveur de la Poudre d'Ailhaud, il sera toujours vrai de dire que l'usage en seroit dangereux & funeste, s'il étoit réglé par les conseils de l'Auteur, & administré selon sa méthode. Doit-on jamais donner des purgatifs à des malades pendant la fiévre, tandis que rien n'annonce la coction des humeurs ? Peut-on dispenser les fiévreux d'une diète sévère, & leur

____

son Jardinier étoit mieux portant qu'il ne l'eût jamais été. Je citerai, quand on voudra, le temps, le lieu, les personnes dont je viens de parler. Mais, en supposant ce fait comme constant, je laisse à penser si l'on peut appeler *échauffant, irritant, tumultueux*, un remède dont on jette jusqu'à huit doses dans le corps d'un apoplectique ; & qui, loin d'augmenter l'érétisme universel des solides & l'inflammation prodigieuse du sang, ramollit, détend, assoupit les solides ; éteint l'incendie du sang, & remédie si promptement à son excessive fermentation, qu'au bout de quelques heures, le malade se trouve dans le plus grand calme, reprend sa connoissance, sa parole, ses forces, & demande la permission d'aller au travail. Partisans de la saignée, vous flatteriez-vous d'en faire autant avec votre chere lancette ? Cessez du moins de calomnier une Poudre que vous ne connoissez pas, parce que vous ne l'employez pas ! Ses admirables propriétés feroient votre étonnement & votre joie, si, de bonne foi, vous vouliez en faire usage.

donner des alimens folides, comme le confeille M. le Baron de Caftelet ? (Feuille intitulée *Médecine univerfelle.*) N'eft-il pas évident qu'une telle conduite nourriroit la fiévre, en augmenteroit la violence, & donneroit lieu à une foule d'accidens, dont il feroit difficile de prévenir les fuites ?

RÉPONSE. Dès qu'on donne fans danger & avec un fuccès éclatant, plufieurs dofes de la Poudre d'Ailhaud à un apopledique, dans la plus grande violence de fon accident, pourquoi craindroit-on d'en donner une prife pendant une fievre ordinaire & commune ? Perfuadera-t-on qu'une fiévre continue, dans une pleuréfie ou dans une fluxion de poitrine, foit plus incompatible avec les effets bienfaifans de la Poudre, qu'une apoplexie de fang des plus foudroyantes ? Qu'on fe défabufe. La prétendue codion d'humeurs qu'on attend dans les maladies aiguës, pour purger le malade, trompe tous les jours les Médecins, & multiplie étonnamment les victimes de ce préjugé. J'en pourrois citer beaucoup d'exemples. Les faignées, qu'on répete, dit-on, pour abattre la fiévre & préparer cette codion d'humeurs, ne font en effet qu'augmenter leur empire fur le fang, & affoiblir les falutaires efforts du fang deftiné à les combattre. Un purgatif doux, aidé d'un régime univerfellement & confidérablement humedant, entamera toujours l'humeur viciée, dès les premiers jours de la maladie, & déterminera auffi-tôt & plus utilement la coction, c'eft-à-dire, la réfolution de cette humeur, que toutes les faignées poffibles.

En effet, pour parvenir à la réfolution d'une humeur obftruée, qui gêne la circulation du fang, en augmente la fermentation, & le met, pour ainfi dire, en furie ; il me femble que l'indication naturelle eft de délayer cette humeur, de la divifer, d'en diminuer le volume, & d'empêcher qu'elle ne fe précipite dans le fang, qu'elle n'y devienne dominante, & ne corrompe cette précieufe liqueur d'où dépend notre vie.

Mais comment remplir cette indication ? Ce fera fans doute en dirigeant toutes les batteries de la Médecine contre cette humeur ennemie. Voyons donc lequel de la faignée ou du purgatif eft plus propre à la réfoudre avec fuccès, & à prévenir tous les accidens qu'elle fait craindre.

Une réflexion toute fimple décidera la queftion. La raifon & l'expérience apprennent que, fi l'on vuide un canal, *tous les autres canaux particuliers qui y aboutiffent, fe vuident également* (e) : & il fe fait une forte de réfolution néceffaire, qui fait paffer dans le canal vuidé, une partie des liquides qui rempliffent les autres canaux.

―――――――――――――――――――――

(e) Traité de l'Origine des Maladies, page 11.

Cela fuppofé, que doit opérer la faignée pour la coction des humeurs ? Elle contribuera indubitablement à leur réfolution ; mais c'eft en les introduifant dans le fang, dont le volume diminué préfentera aux humeurs engorgées dans les autres vaiffeaux, un vuide à remplir dans les veines.

Que fait, au contraire, la purgation ? En nettoyant l'eftomac, en déblayant les inteftins, elle ramene tout naturellement l'humeur viciée dans les canaux excrémentiels, qui fe trouvent vuidés & prêts à la recevoir : elle préferve le fang de la dangereufe contagion de cette humeur ; & je vois alors la nature & l'art agir vraiment de concert pour la deftruction de cette humeur ennemie. D'une part, le fang la repouffe, & cherche à s'en débarraffer : d'autre part, la purgation & les boiffons délayantes lui préfentent une iffue toute prête & facile pour fe réfoudre, fans paffer dans le fang. On doit donc fe flatter alors d'une prochaine & utile coction de l'humeur. Les efforts d'un fang qu'on n'a point affoibli, combinés avec les efforts analogues du purgatif & du régime humectant, donnent lieu d'attendre une prompte victoire ; & fi l'humeur tenace réfifte aux premieres fecouffes, elle cédera bientôt à leur répétition. Plufieurs exemples ont confirmé fous mes yeux cette théorie, que je crois auffi sûre que facile à concevoir.

Mais doit-on être étonné des fâcheux revers de tant de maladies aiguës qu'on traite par la faignée ? Loin de favorifer les efforts de la nature, on les affoiblit : au lieu d'agir de concert avec elle pour triompher de l'ennemi commun, on la trahit, en diminuant fes forces. En effet, la nature, dans le malade, travaille puiffamment à vaincre l'humeur qui gêne la circulation du fang, & qui eft prête à corrompre cette fource de la vie : elle repouffe tant qu'elle peut cette humeur, & cherche à s'en délivrer (f). Quelle manie de contrarier les efforts éclairés de la nature, &, fous prétexte de cuire l'humeur, de lui ouvrir un paffage dans le fang, en retranchant une partie de cette liqueur vivifiante ! Penfe-t-on remédier efficacement aux fuites de la pétulence de ce fang irrité, qui caufe cette fiévre violente, ces points de côté, &c. en diminuant fa quantité, jufqu'à ce que le calme renaiffe par l'épuifement du malade ? Quelle affreufe conduite ! Le défordre de la maladie eft dans une humeur, & c'eft au fang qu'on s'en prend ; c'eft le fang qu'on perfécute, qu'on évacue, tandis qu'on laiffe l'humeur dans fon entier. Tous les efforts de ce fang innocent fe dirigeoient contre l'humeur déréglée ; il l'attaquoit vive-

---

(f) *A nullo quidem edocta natura, citràque difciplinam, ea quæ conveniunt efficit.* Hippocr. *de Morbo vulgari.* Lib. VI, fect. 5, Aphor. 2.

ment, il en arrêtoit les progrès, il en contre-
balançoit les défordres; & c'eft contre ce fang
fi néceffaire à la victoire, que le Médecin & le
Chirurgien réuniffent leur funefte fcience. Que
voit-on dans ce combat étonnant ? Réfléchiffez-y,
partifans de la faignée. Un fang appauvri, affoibli, épuifé; une humeur déréglée qui triomphe
des obftacles qu'elle trouvoit dans le fang, &
qui, fe mêlant avec lui en plus grande quantité,
par l'empire que lui donne la faignée, le captive,
l'enchaîne, le corrompt, & le diffout. Un malade aux abois, auquel on n'a pas ofé donner
une purgation avant les faignées; qu'on trouve
trop foible après les faignées, pour être purgé
fans danger, & qui meurt en régle, pour avoir
appelé à fon fecours les ennemis nés de fon fang,
& les protecteurs fcientifiques des humeurs dont
ils prétendoient corriger le défordre.

Concluons qu'il y a deux manieres de procurer la coction des humeurs : la premiere, en
les attirant du côté du fang; rien n'eft plus efficace & plus infaillible pour cela que les faignées : la feconde, en les attirant dans les vifceres, & le grand canal des évacuations; le
moyen naturel eft dans les purgations & les
boiffons délayantes.

Pour mieux fentir la préférence que méritent
les purgatifs, & les affreux inconvéniens de la
faignée, il ne faut que cette réflexion : le malade purgé ne perd, par la purgation, que la

partie la plus groffiere des alimens, les humeurs
fuperflues, dont le féjour dans le corps ne peut
être que nuifible, & dont la déjeAion ne peut
être que falutaire. Au contraire, le malade faigné
perd, par la faignée, une certaine quantité de
la partie la plus pure des liquides deftinés à notre
confervation, des fucs nourriciers de l'homme.
N'eft-ce pas choquer le bon fens, que de demander feulement s'il eft important de conferver
ces fucs nourriciers, ces précieux liquides, qui
font les artifans de notre exiftence, & d'évacuer ces parties craffes, ces humeurs fuperflues,
dont l'expulfion fait la fanté, dont le féjour dans
le corps en trouble l'équilibre, & fait la maladie (g)? Il me femble que la faignée, confidérée
fous ce point de vue, ne peut être regardée
que comme une invention effentiellement nuifible, toujours dangereufe, & fouvent mortelle.

On aura beau dire que les purgatifs, étant
naturellement irritans, augmenteront l'ardeur de
la fiévre, le feu du fang, &c.... Le fang n'eft
en feu, & la fiévre n'eft ardente que par la
préfence d'une humeur qui altere l'équilibre de
la circulation. Ce n'eft donc pas augmenter l'in-

(g) Nous pofons pour principe général, *que toute douleur ou maladie* ne peut être radicalement guéiie, fans
crainte de rechute, *qu'en évacuant leur principe par les
voies naturelles*, après avoir détrempé l'humeur morbifique, & lubréfié les couloirs. *Gaz. falut.* du 22 OAobre
1767, n° 43.

cendie, que d'en fouftraire l'aliment, en attaquant cette humeur par les purgatifs : c'eft, au contraire, prendre les voies les plus sûres & les plus promptes pour l'éteindre ; c'eft ôter le bois du feu, & ne pas fe borner à changer la route des flammes. Que fi l'on infifte à dire que la plûpart des purgatifs font réellement trop échauffans & trop tumultueux de leur nature ; nous en convenons, & c'eft ce qui devroit engager les vrais Médecins à tourner leurs recherches du côté de la perfection des purgatifs ; mais, en attendant qu'ils aient obtenu un fuccès défiré de ces recherches, combien la Médecine ne doit-elle pas à M. Ailhaud, qui préfente un purgatif le plus doux & le plus tranquille jufqu'à préfent connu, dont l'ufage s'affocie fi heureufement avec les maladies les plus inflammatoires ?

Quant à ce qu'on ajoute, qu'on ne doit jamais difpenfer les fiévreux d'une diète févère, ni leur permettre des alimens folides, comme le confeille M. le Baron de Caftelet, c'eft à l'expérience, autant qu'à l'autorité, à prononcer. Hippocrate a dit, avant M. le Baron de Caftelet, que la faim & les exercices du corps ne font pas des remèdes propres à la fiévre, comme le penfoit mal-à-propos un certain Hérodicus, Médecin de fon temps (h). C'eft un heureux préjugé

____

(h) *Herodicus febricitantes tum multis obambulationibus, tum multâ luctâ, & fomentis conficiebat, idque malè. Febris*

pour l'opinion de M. le Baron de Castelet.
Mais, si l'on considere que ce dernier restreint
la nourriture solide des fiévreux, à des *soupes &*
à des alimens de facile digestion (i); qu'il veut
que le malade en mange selon son appetit, *sans*
trop le satisfaire; qu'il n'accorde cette nourriture
aux fiévreux, que pour former en eux *un bon*
chyle, & de bonnes humeurs qui puissent remplacer
les mauvaises, à mesure qu'elles seront évacuées
par les purgatifs; on n'aura pas lieu d'être si
révolté contre un conseil dicté par la nature,
qui connoît ses besoins, & dont l'expérience
justifiera la sagesse, si, sur la foi d'Hippocrate
& de M. le Baron de Castelet, on veut le
mettre en usage.

Il en est de ce conseil comme de celui que
M. Tissot donne de permettre aux malades attaqués de maladies aiguës, *des fruits d'été cruds,*
& en hiver des pommes acides, ou des prunes &
des cerises séches que l'on fera cuire (k). D'un
côté, les malades en demandent avec empres-
sement; de l'autre, les Médecins, imbus des
anciens préjugés, les défendent sévérement: pour
décider lesquels des deux ont raison, M. Tissot

---

enim fami, *luctæ, obambulationibus, cursibus, frictioni, iis*
utique omnibus est inimica. De Morbo vulgari. Lib. VI,
sect. 3, Aphor. 23.

(i) Feuille intitulée *Médecine universelle.*

(k) Avis au Peuple sur sa santé, chap. 3, §. 38,
édition de Paris, 1765.

affure *avoir vu plufieurs* malades, *qui ne s'étoient guéris qu'en mangeant en cachette une grande quantité de ces fruits qu'ils défiroient ardemment,* & *qu'on leur refufoit* (*l*).

Je conclus que fi la fiévre, dans les maladies aiguës, n'exige pas qu'on s'abftienne des fruids cruds que le malade défire ardemment ; à plus forte raifon, elle n'exige pas qu'on lui refufe *des foupes & des alimens de facile digeftion,* lorfque fon appétit les lui fait défirer.

HUITIEME QUESTION. Si l'on accorde à la Poudre d'Ailhaud toutes les propriétés que fon Auteur en publie, & qu'on la regarde férieufement comme un remède univerfel, elle entraîne néceffairement la ruine de toutes les claffes de la Médecine. Il n'eft plus befoin ni de Médecin, ni de Chirurgien, ni d'Apothicaire. Pourvu qu'on ait de la Poudre, chacun fera foi-même fon Médecin ; & la plus utile profeffion deviendra déformais inutile. Peut-on envifager fans alarme ces conféquences outrées, & fans convenir qu'on porte trop loin les éloges de la Poudre, & qu'on exagere fes vertus ?

RÉPONSE. La Médecine n'étant autre chofe que l'art de guérir l'homme malade, ce feroit fe déclarer l'ennemi du genre humain, que de travailler à la ruine d'un art fi néceffaire & fi

____

(*l*) Avis au Peuple fur fa fanté, chap. 3, §. 38, édition de Paris, 1765.

précieux. Mais par quel renverſement d'idées veut-on faire regarder comme funeſte à cet art un remède qui ſeroit univerſellement efficace pour la guériſon de tous nos maux ? Cette guériſon n'eſt-elle pas le vrai & l'unique objet de la Médecine ? & ſi ce l'eſt, peut-il y avoir de l'oppoſition entre une ſcience qui ne s'occupe que du rétabliſſement de la ſanté, & le remède qui la procure ? Il faut être livré à une prodigieuſe préoccupation d'eſprit, pour oſer dire que l'exiſtence d'un remède univerſel étant ſuppoſée, la ruine de la Médecine eſt certaine. L'art de guérir eſt-il donc ennemi des moyens de guérir ? & faudra-t-il qu'on regarde déſormais. comme incompatibles, la profeſſion qui s'approprie le ſoin des malades, & l'uſage d'un remède qui rétablit leur ſanté ?

Que cette objection eſt mal-adroite ! Tout ſon artifice conſiſte à confondre groſſiérement l'utile ſcience de la Médecine, avec ce fatras énorme de remèdes de toute eſpèce, qui la ſuffoquent & lui nuiſent, au lieu de la ſervir. En effet, je conçois que la découverte d'un remède univerſel peut nuire à la réputation & à la vogue de cette multitude immenſe de remèdes qu'on emploie à tout haſard dans la Pratique médicinale ; & alarmer à juſte titre les marchands de quinquina, d'opium, de mercure, & de tant d'autres drogues célèbres, qui font plus ſouvent la fortune des vendeurs, que celle des

acheteurs :

acheteurs ; mais la chute & le difcrédit de tous ces remèdes, entraîne-t-elle la chute de la Médecine ? Et cette fcience fera-t-elle moins parfaite, parce qu'elle aura trouvé une voie plus abrégée, plus sûre, & moins coûteufe, pour rendre la fanté aux malades ? Qui ne fent que cette prétention eft le comble de l'abfurdité ?

C'eft donc une vaine & ridicule déclamation de faire craindre la ruine de la Médecine, dans une hypothéfe qui préfente, au contraire, cette fcience dans fa perfection & dans fon triomphe. Car, s'il eft vrai qu'il y ait un remède univerfel, la Médecine acquiert à l'inftant la plus grande fureté dans fes opérations. Elle fe voit délivrée pour toujours de tant de dangereufes incertitudes qui obfcurciffoient fa théorie, qui rendoient fa pratique fi communément fautive, & lui raviffoient en mille occafions la confiance & l'eftime publiques : dès-lors le Médecin ne craint plus de fe tromper ; le malade n'eft plus expofé à l'être, & la Médecine, ainfi fimplifiée, devient une fcience lumineufe, vraiment falutaire, & un des plus beaux préfens de la divinité. Oferoit-on en dire autant de cette médecine embrouillée qui fe nourrit dans le chaos d'une foule innombrable de remèdes rivaux, dont le choix eft auffi danreux que difficile ?

Mais que deviendront tous les autres remèdes

étrangers au Remède univerfel, dont on fuppofe l'exiftence ? Tant de préparations chymiques, tant d'extraits, d'opiates, de bols, d'élixirs, dont la compofition & la vertu font tant d'honneur à la Médecine, & qu'on oppofe avec tant de fuccès aux différentes maladies ? N'eft-ce pas porter un coup mortel à la Médecine, que d'établir l'inutilité de tous ces remèdes qui forment fa richeffe & fa gloire ? La réponfe eft aifée. Qu'on mette tous ces tréfors de la Médecine fçavante, à côté de tous ces ragoûts fucculens & recherchés, de ces liqueurs fines & fpiritueufes, qui forment une autre efpece de tréfors pour la table des grands, nous croyons que les uns ne conviennent pas plus dans la fanté que les autres dans la maladie; & nous dirons hardiment qu'on ne peut guères ufer des uns & des autres, fans courir, à grands frais, de très-grands dangers. Je n'aurois befoin, pour prouver cette thèfe, que de demander fi l'on me montreroit autant de vieillards, parmi les gens à bonne chere & à grands remèdes, que j'en défignerois parmi les gens à vie frugale, & qui, pour tout remède, ne connoiffent que le régime & quelques doux purgatifs ? Qu'on jette les yeux fur les Religieux les plus auftères, & fur les riches fenfuels. La vie commune de ces Religieux, vivans dans la frugalité, peut mefurer deux & quelquefois trois générations du riche fenfuel dans la santé, & fomptueufement fecouru par la Faculté dans la maladie. La conclufion qu'on doit tirer de ce contrafte, fe préfente d'elle-même.

Il ne faudra donc plus ni Médecin, ni Chirurgien, ni Apothicaire? Chacun fera fon propre Médecin?... Et qui doute que ce ne fût un grand bien pour l'humanité & pour la Médecine elle-même, s'il n'y avoit pas plus de Médecins partifans de l'intempérance en remèdes, qu'il ne devroit y avoir de fameux cuifiniers, artifans de tant de ragoûts nuifibles & meurtriers? Nous ferions difpenfés alors de defirer, avec M. Tiffot, *des prieres publiques*, pour éloigner *les calamités* fans fin (m), que l'art dangereux des uns & des autres occafionne tous les jours. La vie des hommes & l'honneur de la Médecine gagneroient infiniment à ne conferver que des Médecins avares de remèdes, qui, fçavans dans l'art de prefcrire un régime convenable, & de placer à propos de doux purgatifs, borneroient là leur utile fcience & leur noble émulation. Un moindre nombre fuffiroit alors aux befoins publics; les furnuméraires porteroient leurs talens & leur génie dans d'autres profeffions; ce feroit un double gain pour la fociété: eh! qui ne voit

______

(m) Avis au Peuple; chap. 34, §. 673.

que la Médecine qui ne fçait qu'être utile, ne confifte pas plus dans le nombre des Médecins, que dans celui des remèdes?

Quant aux Chirurgiens, il eft évident que la Poudre d'Ailhaud ne leur enlève point le traitement des plaies, des meurtriffures, des foulures, des brûlures, des ulcères, des hernies, des cloux, des panaris, des échardes, des verrues, des corps, & de toutes les maladies externes. La Poudre d'Ailhaud fera fans doute infiniment utile dans ces fortes de maladies, dont la guérifon dépend beaucoup de la dépuration du fang; mais elle laiffe à la Chirurgie le droit & l'obligation de s'occuper des panfemens extérieurs qui doivent concourir à leur parfaite guérifon.

NEUVIEME & DERNIERE QUESTION. Les contradictions qu'éprouvent, dans le monde, le Syftême & la Poudre de M. Ailhaud, ne prouvent-elles pas invinciblement l'erreur du Syftême & les vices de la Poudre? Car quel autre motif que celui du bien de l'humanité, peuvent fe propofer tant de Médecins refpectables qui décrient l'un & l'autre? Et, s'il eft vrai de dire que le zèle pour le bien public les anime dans ce qu'ils ont publié contre M. Ailhaud, le remède de celui-ci n'eft-il pas par-là même un remède fufpect que tout homme fage doit rejeter & laiffer dans la boutique des Charlatans?

RÉPONSE. Nous ne fommes plus embarraffés

pour répondre à cette question, depuis qu'un
sçavant Journaliste, qu'on ne peut suspecter,
nous assure qu'en ouvrant *les fastes de la Méde-*
cine, on verra *qu'on n'a jamais proposé de nou-*
veauté véritablement utile, qui n'ait essuyé les plus
fortes contradictions. On pourroit même, en quelque
sorte, ajoûte-t-il, *juger des avantages qu'on doit*
se promettre d'une découverte, par les efforts qu'on
fait pour l'étouffer. C'est ainsi que la circulation
du sang, l'usage du mercure, des remèdes antimo-
niaux, du quinquina, &, de nos jours, l'inoculation, ont été combattus (*n*). Si la régle n'est pas
fautive, plus on insistera sur les contradictions
suscitées à la Poudre, & sur *les efforts qu'on fait*
pour l'étouffer, plus il faudra conclure qu'on peut
espérer de grands avantages de cette découverte,
& l'objection elle-même servira d'apologie à
notre remède. Il occupera désormais, dans *les*
fastes de la Médecine, une des places destinées
aux *nouveautés véritablement utiles, qui ont essuyé*
les plus fortes contradictions; & il aura cet avantage, que son *utilité* se trouvera garantie par
des millions de témoignages irrécusables, tandis
que ses prétendus dangers ne sont annoncés que
par des contradicteurs peu nombreux, dont
nous avons démontré les préjugés & l'erreur.

(*n*) Journal de Médecine, Tome 28, page 106.

Que les vues de ces contradicteurs aient été
bonnes, & leurs motifs louables, nous né voulons ni le discuter, ni le contester; mais, dès
que nous avons mis au grand jour les vices
essentiels de leurs raisonnemens & de leurs observations contre la Poudre, nous sommes certainement autorisés & intéressés à fixer irrévo-
cablement notre suffrage en faveur d'un remède,
dont tous leurs efforts n'ont pu obscurcir le mérite, rallentir la vertu, flétrir la réputation, &
qui devient de jour en jour recommandable par
les admirables guérisons qu'il opere, & par le
nombre des illustres apologistes qui prennent sa
défense, dans tous les ordres de la société, dans
le sein même de la Faculté.

CONCLUSION.

Si nos Lecteurs veulent bien se rappeler maintenant ce que nous avons dit des principes de
M. Ailhaud, sur l'origine des maladies, & sur
l'efficacité des purgatifs pour opérer leur guérison; les heureux succès de sa Poudre, qui confirment, par les expériences les plus éclatantes
& les plus nombreuses, toute la théorie de son
Système; l'inconséquence & les écarts des ennemis que la jalousie lui a suscités, & qui n'ont
rien oblié pour la décrier; le zèle de cette multitude d'apologistes, que le seul intérêt de la

justice a fait parler pour sa défense, dans toutes les parties du monde ; la foiblesse des objections qu'on accumule pour ébranler la solidité de sa doctrine, & balancer les preuves de fait, qui déposent en sa faveur ; la force des raisonnemens que la bonté de sa cause nous a fournis, & le poids décisif d'une expérience de soixante-dix ans, qui prouve avec tant d'avantage l'excellence de la Poudre, la vérité du Systême, & la vanité des efforts qu'on a faits jusqu'ici pour les rendre suspects ; pourra-t-on se refuser à l'impression favorable qui résulte de toutes ces réflexions réunies ? pourra-t-on refuser son suffrage à un Systême que la raison démontre, & que l'expérience garantit ? A un remède dont un million de voix excitées par la justice & la reconnoissance publient les vertus avec enthousiasme, & vengent la réputation avec chaleur ? A un Auteur que son application & ses talens ont conduit jusqu'à la vraie source de toutes les maladies, & à la connoissance d'un spécifique propre à les guérir toutes ? Non, nous osons présumer de nos lecteurs éclairés & instruits, qu'ils sont à présent convaincus que les préjugés seuls ont pu faire douter de la vérité des principes de M. Ailhaud ; que l'esprit de parti seul a pu s'élever contre l'efficacité reconnue de son Remède universel ; que la seule jalousie du métier a pu inspirer contre sa personne, ces basses &

odieuſes invectives que quelques Ecrivains téméraires ont oſé publier. L'adhéſion au Syſtême,
la confiance au remède, l'eſtime pour l'Auteur,
feront donc, à ce que nous croyons, lé terme
néceſſaire de cette apologie, pour nos judicieux
& équitables Lecteurs. Dès que l'intérêt de la
juſtice parle en faveur de M. Ailhaud, nous
n'avons pas à craindre d'être taxés de préſomp-
tion, en comptant pour lui ſur le ſuffrage de
tous ceux qui connoiſſent la juſtice, & qui l'ai-
ment.

Et que ſeroit-ce ſi j'ajoutois ici l'édifiant détail des qualités du cœur, & des vertus qui
ont diſtingué cet eſtimable Auteur pendant ſa
vie, & qui font le principal luſtre de ſa famille, où leur éclat ſe perpétue? Si je parlois
des charités immenſes que M. le Baron de
Caſtelet répand conſtamment dans le ſein des
pauvres; du zèle infatigable avec lequel il s'ar-
rache aux douceurs d'une vie tranquille & opu-
lente, pour ſe livrer à un travail continuel &
pénible, parce qu'il eſt utile au Public; de
cette nobleſſe de ſentimens qui a forcé ſes ennemis mêmes à admirer ſa grandeur d'ame &
ſa généroſité? Il me ſemble que l'intérêt de la
religion ſe joindroit ici à celui de l'équité naturelle, pour rendre à cet homme illuſtre le
tribut d'eſtime, de reconnoiſſance & de véné-
ration que la Société doit à ſes talens, à ſon

défintéreſſement, à ſon amour pour le bien public.

Ma plume, guidée par un ſentiment de zèle pour les Malades, dont je ſuis l'*Ami* par état, & de juſtice pour MM. Ailhaud, que je crois devoir reſpecter comme de grands hommes, s'eſt efforcée de bien mériter des uns & des autres, dans cette apologie : je la crois méthodique. Je ne me flatte pas d'avoir rempli ma carriere auſſi parfaitement que l'importance de la matiere l'eût exigé : j'avoue même que le mélange de beaucoup d'occupations diſparates, le deſir d'abréger, la crainte d'ennuyer par un excès de longueur, m'a fait omettre beaucoup de diſcuſſions intéreſſantes, gliſſer rapidement ſur d'autres, & reſtreindre mon plan, qui pourroit être plus ample & plus développé. Mais, quelques reproches qu'on puiſſe faire à la conſtruction & à l'exécution de mon Ouvrage, je me féliciterai toujours de l'avoir entrepris, s'il peut exciter l'attention générale de tous ceux que le ſort des malades intéreſſe, & leur perſuader l'uſage du remède, dont je fais gloire d'être l'apologiſte. L'heureux ſuccès de mille nouvelles expériences, ſe joignant alors à toutes celles dont j'ai fait le détail, j'eſpere que quelque plume plus éloquente que la mienne travaillera ſur un ſujet ſi intéreſſant, le traitera

N v.

plus à fond que moi, & triomphera complet-
tement des ennemis du Remède univerſel. Si
j'ai la conſolation de voir ſur cet objet un
Ouvrage meilleur que le mien, la Poudre
d'Aiłhaud appréciée ce qu'elle vaut, le Public
perſuadé, les Maladés ſoulagés & guéris, mes
vœux feront conſommés. C'eſt à ces traits qu'on
doit reconnoître *l'Ami des Malades*.

F I N.

ARREST

DU CONSEIL D'ÉTAT DU ROI,

ET

LETTRES-PATENTES SUR ICELUI,

Qui permet la libre entrée, sortie & circulation dans tout le Royaume, du Remede universel ou Poudre D'AILHAUD, sans payer aucun des droits dépendans de la Ferme générale.

Du 25 Avril 1769.

Extrait des Regiſtres du Conſeil d'État.

SUR la Requête préſentée au Roi en ſon Conſeil par Jean-Gaſpard AILHAUD, Baron de Caſtelet, Seigneur de Vitrolles & de Montjuſtin, Conſeiller-Secrétaire de Sa Majeſté, Maiſon, Couronne de France, en la Chancellerie établie près le Parlement de Provence à Aix, & Docteur aggrégé en la Faculté de Médecine de ladite Ville, contenant que, pour reconnoître les ſervices que feu le ſieur Jean Ailhaud ſon pere avoit rendus au Public, en découvrant, par ſes longues & pénibles recherches dans la Médecine, le ſecret paſſé heureuſement au Suppliant, compoſé uniquement de ſimples, dont la bonté & l'uſage ſont excellens pour guérir pluſieurs Maladies, même les plus invétérées ; Sa Majeſté lui auroit fait don, par ſes Lettres-Patentes du premier Novembre 1753, du droit de prélation, qui lui étoit dû & échu à cauſe de l'acquiſition par lui faite deſdites Terres & Seigneuries de Caſtelet, Vitrolles & Montjuſtin, relevántes de Sa Majeſté à cauſe de ſon Comté de Provence : Que, par les mêmes conſidérations & les qualités perſonnelles du Suppliant, Sa Majeſté auroit érigé en ſa faveur la Terre de Caſtelet en Baronie, par Lettres du mois de Novembre 1758, duement enregiftrées : Que le Suppliant continue de faire diftribuer le fecret dont fon pere eft l'auteur depuis plus de foixante ans, avec tout le fuccès & tous les applaudiffemens poffibles, ainfi qu'il eft juftifié par les Lettres de remerciement, imprimées fucceffivement en quatre volumes *in-douze*, en 1755, 1762, 1763, 1764. Pénétré des graces que Sa Majefté a accordées au Suppliant & à feu fon pere, & attendu l'utilité reconnue du fecret dont il s'agit, le Suppliant efpere que Sa Majefté voudra bien lui en accorder l'entrée & la fortie libres & franches dans tout le Royaume. A CES CAUSES, requéroit le Suppliant qu'il plût à Sa Majefté lui accorder l'exemption de tous droits d'entrée, de fortie & de circulation dans le Royaume, fur la Poudre médecinale dont il a le fecret, & qui eft connue fous fon nom, par paquets de dix prifes, revêtus des marques de diftinction énoncées dans l'inftruction fur l'ufage dudit fecret, en date du 20 Novembre 1744, inférée dans chaque paquet, ou telles autres marques qu'il plaira au Suppliant, pour empêcher la contrefaction ; ordonner que, fur l'Arrêt qui interviendra, toutes Lettres-Patentes feront expédiées. Vu ladite Requête fignée George de la Roche, Avocat du Suppliant, & les Pieces y jointes & juftificatives du contenu en icelles, les Mémoires des Fermiers-Généraux, caution de Jean-Jacques Prévôt, Adjudicataire des Fermes-Générales unies, en réponfe à la demande dudit fieur Ailhaud ; Ouï le rapport du fieur Maynon-d'Invau, Confeiller ordinaire & au Confeil royal, Contrôleur-Général des Finances, LE ROI en fon Confeil, par grace & fans tirer à confequence, a accordé & accorde au Suppliant l'exemption des droits dépendans de la Ferme générale fur la Poudre médecinale de fa compofition, qu'il fera entrer, fortir & circuler dans le Royaume, par paquets de dix prifes, revêtus des marques indiquées dans l'Inftruction, pour l'ufage de ladite Poudre, qui fera inférée dans chaque paquet ; & feront, pour l'exécution du préfent Arrêt, toutes Lettres néceffaires expédiées. Fait au Confeil d'Etat du Roi, tenu à Verfailles le vingt-cinq Avril mil fept cent foixante-neuf. Collationné.

Signé, DE VOUGNY, avec paraphe.

LETTRES-PATENTES,

Données à Versailles le 24 Mai 1769.

Enregiftrées en Parlement le 12 Juin fuivant.

LOUIS, par la grace de Dieu, Roi de France & de Navarre : A nos amés & féaux Confeillers, les Gens tenans notre Cour de Parlement à Paris, & à tous autres nos Officiers & Jufticiers qu'il appartiendra : SALUT. Notre amé Jean-Gafpard Ailhaud, Baron de Caftelet, Seigneur de Vitrolles & de Montjuftin, notre Confeiller-Secrétaire, Maifon, Couronne de France en la Chancellerie établie près le Parlement de Provence à Aix, & Docteur aggrégé en la Faculté de Médecine de ladite Ville, Nous a très-humblement fait repréfenter que, pour reconnoître les fervices que feu Jean Ailhaud fon pere, avoit rendus au Public, en découvrant, par fes longues & pénibles recherches dans la Médecine, le fecret paffé heureufement au Suppliant, compofé uniquement de fimples, dont la bonté & l'ufage font excellens pour guérir plufieurs maladies, même les plus invétérées, Nous lui aurions fait don, par nos Lettres-Patentes du premier Novembre 1753, du droit de prélation qui nous étoit dû & échu, à caufe de l'acquifition par lui faite defdites Terres & Seigneuries de Caftelet, Vitrolles & Montjuftin, relevantes de Nous, à caufe de notre Comté de Provence ; que par les mêmes confidérations & les qualités perfonnelles du Suppliant, Nous aurions érigé en fa faveur la Terre de Caftelet en Baronie, par Lettres du mois de Novembre 1758, duement enregiftrées ; que le Suppliant continue de faire diftribuer le fecret dont fon pere eft l'auteur, depuis plus de foixante ans, avec tout le fuccès & tous les applaudiffemens poffibles, ainfi qu'il eft juftifié par les Lettres de remerciement, imprimées fucceffivement en quatre volumes *in-douze*, en 1755, 1762, 1763, 1764. Pénétré des graces que Nous avons accordées au Suppliant & à feu fon pere ; &, attendu l'utilité reconnue du fecret dont il s'agit, le Suppliant efpere que Nous voudrons bien lui accorder l'entrée & la fortie franche & libre dans tout le Royaume. Sur quoi l'Expofant Nous auroit requis qu'il nous plût lui accorder l'exemption de tous droits d'entrée, de fortie & de circulation dans le

Royaume, fur la Poudre médecinale dont il a le fecret, & qui eft connue fous fon nom, par paquets de dix prifes, revêtus des marques de diftinction, énoncées dans l'Inftruction fur l'ufage dudit fecret, en date du 20 Novembre 1744, inférée dans chaque paquet, ou telles autres marques qu'il plaira au Suppliant, pour empêcher la contrefaction. Sur quoi, vu ladite Requête & les Pieces y jointes & juftificatives du contenu en icelles, les Mémoires des Fermiers-Généraux, caution de Jean-Jacques Prévôt, Adjudicataire des Fermes-Générales unies, en réponfe à la demande dudit Ailhaud, Nous aurions pourvu, par Arrêt de notre Confeil du 25 Avril dernier, & ordonné que fur icelui toutes Lettres néceffaires feront expédiées, lefquelles ledit expofant Nous a très-humblement fait fupplier de lui accorder. A ces causes, voulant favorablement traiter ledit Expofant, de l'avis de notre Confeil, qui a vu l'Arrêt du 25 Avril dernier, dont l'extrait eft attaché fous le contre-fcel de notre Chancellerie; Nous avons, conformément à icelui, accordé, &, par ces préfentes fignées de notre main, accordons au Suppliant l'exemption des droits dépendans de la Ferme-Générale, fur la Poudre médecinale de fa compofition, qu'il fera entrer, fortir & circuler dans le Royaume, par paquets de dix prifes, revêtus des marques indiquées dans l'Inftruction pour l'ufage de ladite Poudre, du 20 Novembre 1744, qui fera inférée dans chaque paquet. Si vous mandons, que ces préfentes vous ayez à faire regiftrer, & de leur contenu faire jouir & ufer l'Expofant pleinement & paifiblement, ceffant & faifant ceffer tous troubles & empêchemens contraires. Car tel eft notre plaifir. Donné à Verfailles le vingt-quatrieme jour de Mai, l'an de grace mil fept cent foixante-neuf, & de notre Regne le cinquante-quatrieme. *Signé* LOUIS.

Et plus bas : par le Roi. PHELYPEAUX, avec grille & paraphe, & fcellé.

Regiftrées, ce confentant le Procureur-Général du Roi, pour jouir par l'Impétrant de leur effet & contenu, & être exécutées felon leur forme & teneur, fuivant l'Arrêt de ce jour. A Paris, en Parlement, le 12 Juin 1769.

Signé, ISABEAU, avec paraphe.

LETTRES-PATENTES
DU ROI,

Concernant la distribution des Poudres du sieur
AILHAUD.

Données à Versailles le 15 Mars 1772.

Régistrées en Parlement le 28 Août 1772.

LOUIS, par la grace de Dieu, Roi de France & de
Navarre A nos amés & féaux Conseillers les Gens tenans
notre Cour de Parlement de Paris, & à tous autres nos
Officiers & Justiciers qu'il appartiendra : SALUT. Bien
informé des services qu'a rendus & que continue de rendre au Public notre amé Jean-Gaspard Ailhaud, Baron
de Castelet, Seigneur de Vitrolles & de Monjustin, notre
Conseiller-Secrétaire, Maison, Couronne de France, en
la Chancellerie établie près notre Parlement de Provence
à Aix, & Docteur aggrégé en la Faculté de Médecine de
ladite ville, par la distribution de ses Poudres, dont le
secret lui a été transmis par feu Jean Ailhaud son pere,
Inventeur de ce Remede ; & notre intention étant de
favoriser de plus en plus tout ce qui peut intéresser la
conservation de nos Sujets , Nous avons cru qu'il étoit
de notre justice de le maintenir en la jouissance de tous
les droits & priviléges que Nous lui avons ci-devant accordés, & de confirmer en sa faveur nos différentes Lettres-
Patentes, & singuliérement celles du 24 Mai 1769, rendues sur Arrêt du 15 Avril précédent, même de lui faciliter les moyens de distribuer & faire distribuer, avec
sûreté & sans trouble, un Spécifique dont les propriétés
font, depuis si long-tems, reconnues. A CES CAUSES &
autres à ce Nous mouvant, de l'avis de notre Conseil,
Nous avons confirmé, &, par ces présentes signées de
notre main, confirmons les différens priviléges & Lettres-
Patentes par Nous successivement accordées au sieur Ailhaud,
& notamment celles du 24 Mai 1769, rendues sur Arrêt

du 15 Avril précédent, lesquelles Nous voulons & entendons sortir son plein & entier effet, & être exécutées suivant leur forme & teneur, & même lui concédons, en tant que de besoin, par ces présentes, le droit & faculté de distribuer, vendre & faire débiter, par telles personnes de confiance qu'il voudra choisir, tant dans notre bonne ville de Paris, que dans toutes les autres villes, bourgs & lieux de notre Royaume, la Poudre de sa composition, & ce sous les marques de distinction qu'il a jusqu'à présent observées, & telles autres qu'il avisera pour prévenir & empêcher la contrefaction, sans qu'il puisse être besoin de prendre à l'avenir, pour lui ou ses préposés, aucune nouvelle autorisation plus expresse, ni de subir nouvel examen pour quelque cause que ce soit, & sous le prétexte d'aucuns Edits, Déclarations, Lettres-Patentes ou Loix à ce contraires ci-devant établies, ou qui pourroient l'être par la suite, auxquelles Nous avons, pour ce regard seulement, dès-à-présent dérogé & dérogeons par ces présentes. Si vous mandons que ces présentes vous ayez à faire régistrer, & du contenu en icelles jouir & user ledit sieur Ailhaud pleinement & paisiblement, cessant & faisant cesser tous troubles & empêchemens, & nonobstant toutes choses à ce contraires ; Car tel est notre plaisir. Donné à Versailles le quinzieme jour de Mars, l'an de grace mil sept cent soixante douze, & de notre regne le cinquante-septieme. *Signé* LOUIS. *Et plus bas*, Par le Roi, PHELYPEAUX. Et scellées du grand sceau de cire jaune.

Régistrées, ce consentant le Procureur-Général du Roi, pour être exécutées selon leur forme & teneur, & jouir par l'impétrant de l'effet & contenu en icelles ; & copies collationnées envoyées aux Bailliages, Sénéchaussées & autres Siéges du Ressort de la Cour, pour y être lues, publiées & régistrées : enjoint aux Substituts du Procureur-Général du Roi èsdits Siéges d'y tenir la main, & d'en certifier la Cour dans le mois, suivant l'Arrêt de ce jour. A Paris, en Parlement, le vingt-huit Août mil sept cent soixante-douze.

Signé VANDIVE.

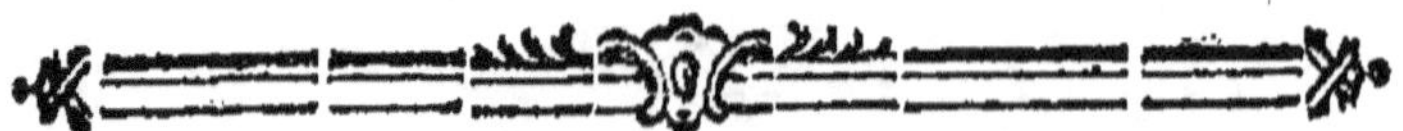

TABLE
DES MATIERES.

PREMIERE PARTIE.

SECONDE PARTIE.

TROISIEME PARTIE.

QUATRIEME PARTIE.

Fin de la Table des Matieres.